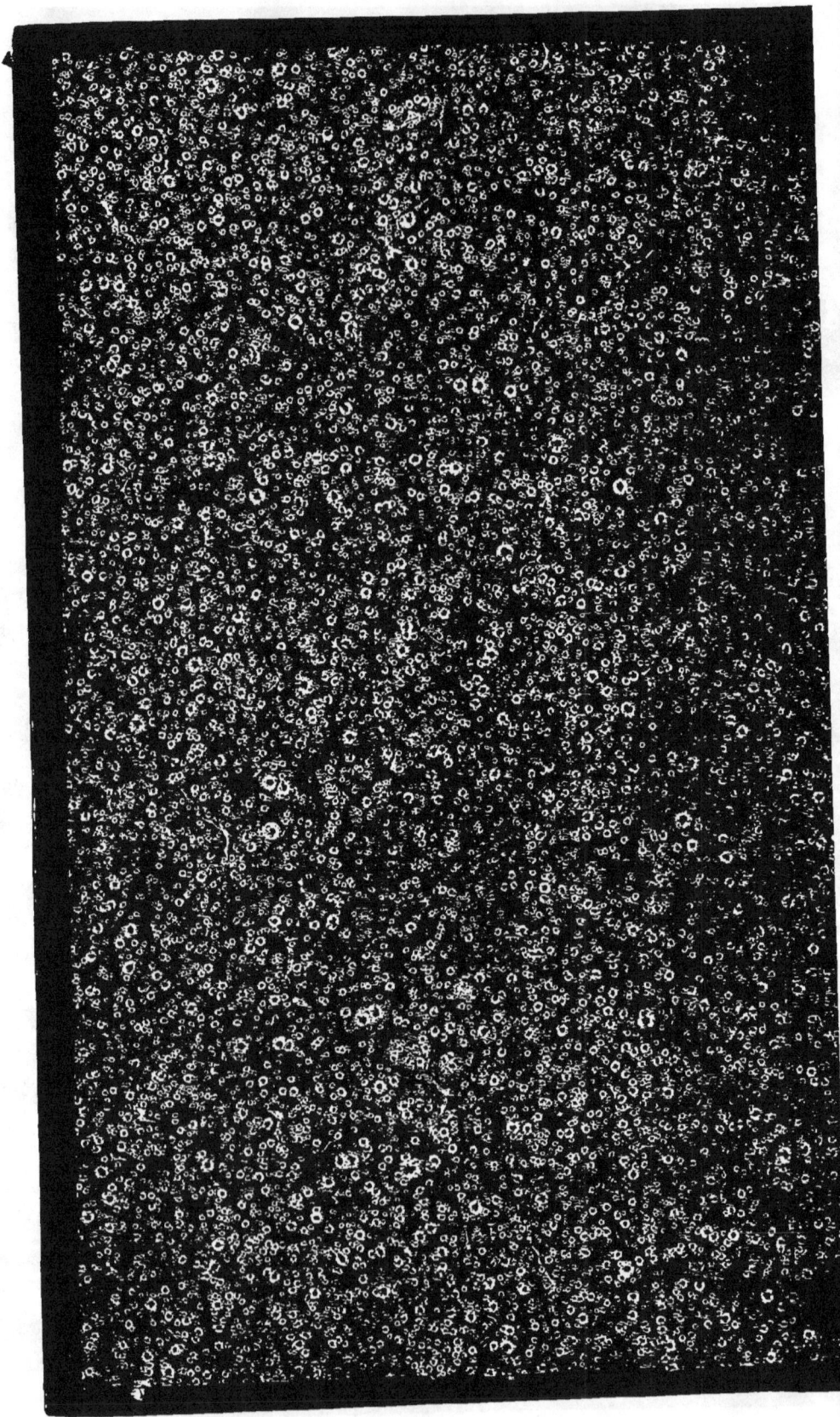

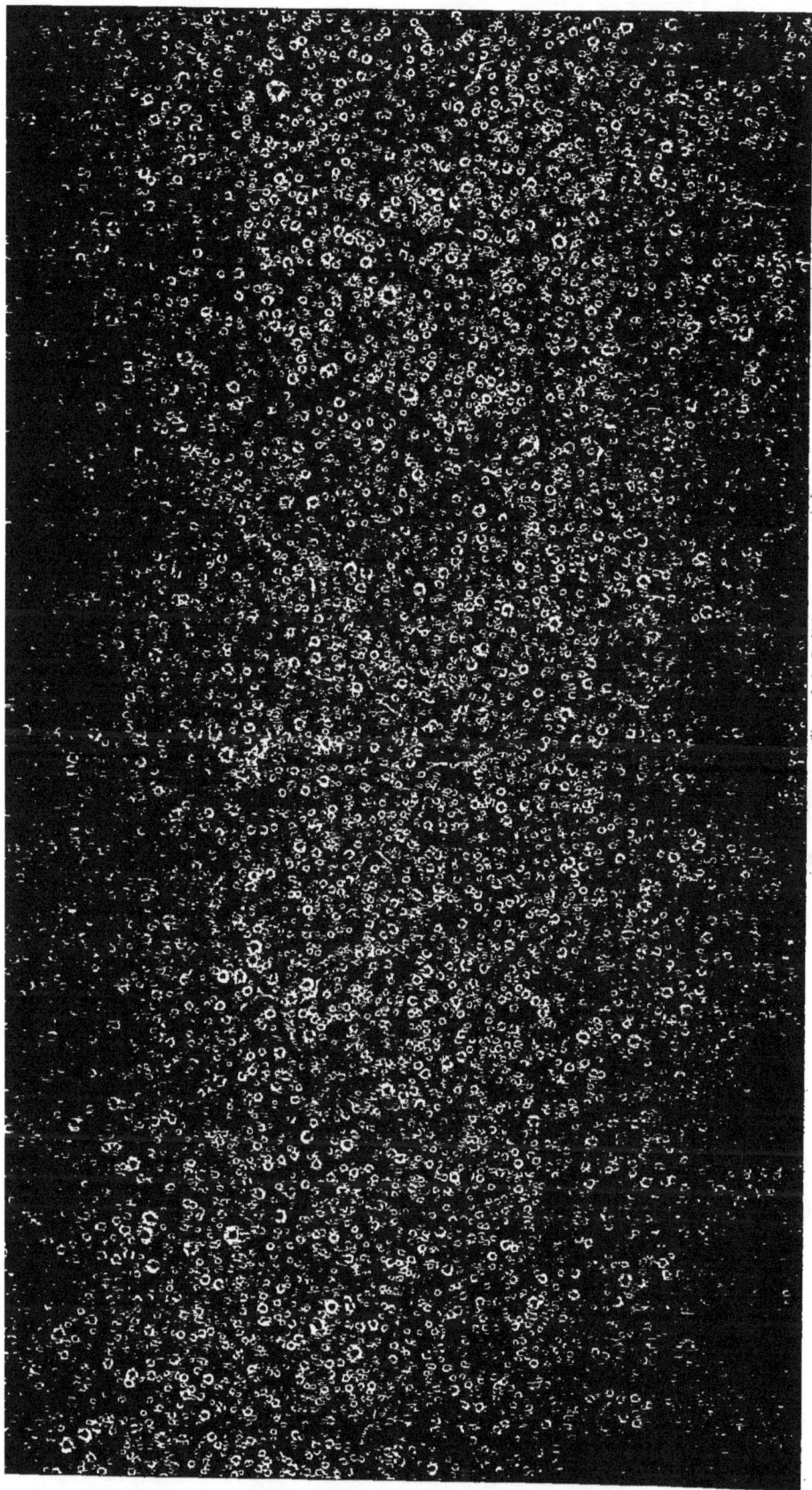

$T_c \dfrac{37}{14}$

$\overline{T}$ 2660.
P. d. p.

HYGIÈNE

DES CAMPAGNES.

AVIS

AUX

HABITANS DES CAMPAGNES

SUR

LES MOYENS DE CONSERVER LA SANTÉ,

SUIVIS

D'INSTRUCTIONS AUX FEMMES

SUR LA MANIÈRE D'ÉLEVER LES ENFANS.

Par le Dr EBRARD,

Médecin de l'Hospice de la Charité de Bourg,
Lauréat et membre de plusieurs Sociétés médicales.

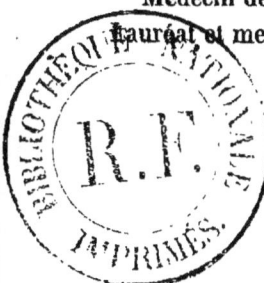

La santé, c'est la force des bras, et la force
des bras, c'est le gagne-pain du travailleur.

(*Entretiens de village* par TIMON.)

BOURG-EN-BRESSE,

IMPRIMERIE DE MILLIET-BOTTIER.

1849.

A la Société

POUR L'INSTRUCTION ÉLÉMENTAIRE.

———

La Société pour l'instruction élémentaire a entrepris la noble tâche de répandre dans les classes laborieuses les connaissances les plus utiles à leur bonheur; c'est à ce titre que j'ose lui faire hommage de l'*Hygiène des Campagnes.*

INTRODUCTION.

« La santé, c'est la force des bras, et la force des bras, c'est le gagne-pain du travailleur. » Si le cultivateur peu aisé a besoin de la santé pour travailler, pour gagner son pain et celui de sa famille, elle n'est pas moins précieuse pour le cultivateur qui jouit d'une certaine aisance. Est-il malade, non-seulement il souffre, mais loin de l'œil du maître les travaux de la ferme languissent.

1.

Comment donc les habitans de la campagne sont-ils si peu soucieux de conserver leur santé? Exposés tour-à-tour aux rigueurs du froid, aux ardeurs du soleil, à la pluie, aux brouillards, à l'humidité, aux excès de travail; non seulement ils ne font rien pour se soustraire à l'action nuisible de ces circonstances, mais encore ils s'exposent sans nécessité à une foule de causes de maladies. Combien dépérissent et meurent par suite d'imprudences, celles, par exemple, de ne pas réparer, par une nourriture convenable, leurs forces épuisées par le travail, de dormir étendus sur la terre humide, de boire de l'eau croupie, etc.

Jaloux de contribuer à répandre parmi les habitans de la campagne les connaissances qui importent le plus à leur bien-être, je mettrai à profit l'expérience que la profession de médecin m'a permis d'acquérir, pour leur apprendre quelles sont les causes de leurs maladies les plus fréquentes. Je leur indiquerai quels sont les moyens de les éviter, tout au moins de diminuer leur fâcheuse influence, lorsque ces causes sont une conséquence inévitable du genre de travail auquel ils sont condamnés.

Mais la santé de l'homme dépend souvent, pendant sa vie entière, de la manière dont il a été élevé pendant ses premières années. En outre, les enfans, à raison de la délicatesse de leurs organes, sont plus exposés aux maladies. J'enseignerai aux mères la conduite qu'elles devront tenir pour assurer à leur petite famille une constitution forte, robuste, exempte d'infirmités, pour les préserver des affections du premier âge.

La femme du cultivateur mérite elle-même toute ma sollicitude ; elle est la

compagne de ses travaux, c'est parfois la
seule personne qui le console dans ses
peines ; pour un homme père d'enfans en
bas âge, la perdre est le plus grand des
malheurs. Je n'aurai garde de l'oublier.
Les femmes ayant à subir des épreuves
particulières, la grossesse, les couches,
l'âge critique, je parlerai des précautions
qui alors sont utiles à la conservation de
leur santé.

En donnant à mes conseils le titre d'*Avis
aux habitans des campagnes*, je ne me fais
pas illusion sur la portée de ce petit livre ;
« je ne crois pas qu'il devienne jamais une
pièce de ménage dans la maison de chaque
paysan ; la plupart ne le liront pas, d'autres ne le comprendront pas. » Qu'il épar-
gne seulement à quelques-uns d'entr'eux
les souffrances de la maladie ; qu'une mère
lui soit redevable de la conservation de ses

enfans, de leur vigoureuse santé, mes peines auront dès-lors leur récompense!

J'espère, d'ailleurs, avoir pour intermédiaires, pour interprètes, MM. les curés, MM. les instituteurs, et autres personnes bienfaisantes et éclairées que la Providence a placées au milieu des cultivateurs pour leur bonheur et leur instruction. Qu'ils ne se découragent pas si leurs paroles ne produisent pas de prime-abord tout le bien qu'ils désirent : « Ne vous lassez pas, a dit un sage, de proclamer le bien et l'utile, il en restera toujours quelque chose. »

—☉—

AVIS
AUX HABITANS DES CAMPAGNES
SUR
LES MOYENS DE CONSERVER LA SANTÉ.

❧⸎❧

CHAPITRE PREMIER.
DES HABITATIONS.

———

Avoir un logement sain et salubre est la chose à laquelle le cultivateur songe le moins, et cependant les habitations ont une grande influence sur la santé. J'ai vu des familles, ayant joui constamment d'une bonne santé, ne pas cesser d'être souffrantes, à partir du moment où elles étaient allées habiter une maison froide, humide, ou voisine d'un marais.

La plupart des gens de la campagne n'ont pas, je le sais, le choix de leur habitation; mais il est des causes d'insalubrité qui

tiennent moins aux maisons qu'à la négligence de leurs habitans; il est des causes
d'insalubrité que les moindres précautions
suffiraient pour faire disparaître.

Les rez-de-chaussées, que les cultivateurs
préfèrent à raison de leur commodité, sont
très-humides lorsqu'ils ne sont pas élevés
de plusieurs pieds au-dessus du sol, ou
bien lorsqu'ils ne reposent pas sur une
cave. Un lit de cailloux, ou de mâche-fer,
placé sous le plancher, diminue leur humidité. Les planchers en bois sont les plus
sains. Le carrelage est de toute nécessité
dans les éviers ou lavoirs où il se répand
toujours beaucoup d'eau.

Les plafonds bas, les fenêtres peu élevées,
étroites, dont les vitres cassées sont rem-
placées par des feuilles de papier ou par
des chiffons, ne laissent pas pénétrer dans
une chambre toute la lumière désirable.
Vous savez qu'une plante qui est tenue dans
l'obscurité jaunit, se décolore et meurt.
Les hommes ont également besoin de lu-

mière. Ceux qui vivent dans l'obscurité deviennent pâles, faibles, catarrheux, scrofuleux.

Les plafonds bas, les fenêtres étroites, sont surtout nuisibles, parce qu'ils empêchent le renouvellement, le changement de l'air.—L'air que nous respirons se charge d'impuretés en passant par notre corps; respirer toujours le même air, c'est rendre à notre corps les impuretés dont il a voulu se débarrasser. Entrez le matin dans une chambre fermée où plusieurs personnes ont couché, entrez dans une chambre où un grand nombre de gens sont réunis, vous y respirez un air qui sent *le renfermé*. Cette odeur désagréable vous avertit que cet air n'est pas salubre, comme l'odeur de l'air que l'on respire les soirs d'été sur le bord des marais est une menace de fièvre.

Des poissons tenus dans un bassin plein d'eau ne tardent pas à périr, si l'eau n'en est pas souvent renouvelée; l'air est à l'homme ce que l'eau est aux poissons. L'air lui est plus nécessaire que la nourri-

1*

ture. On peut vivre plusieurs jours sans manger; vivre une heure sans respirer est impossible. Le manque d'air tue; le mauvais air est un poison lent.

Que les fenêtres d'une maison soient donc grandes et non composées de deux ou trois carreaux; ouvrez-les souvent, cessez d'en garnir les jointures avec du mortier pour empêcher le passage de l'air du dehors.

Que les instituteurs aient un local grand, bien aéré, au lieu de ces taudis où les enfans, ayant le sang porté à la tête par l'air renfermé, par la chaleur, ont plus envie de dormir que d'étudier.

Que pendant l'hiver, un vase contenant de l'eau soit toujours sur le poêle.

On ne doit jamais pousser le feu au point de faire rougir les poêles. Si les rhumes, les pleurésies sont si communes pendant l'hiver parmi les gens de la campagne, cela provient en partie de ce qu'en sortant de ces fournaises, qu'ils appellent chambres de poêles, ils sont surpris par le froid.

Ne placez jamais dans votre chambre, sans y avoir établi un courant d'air, un réchaud plein de braise ou de charbon allumé.

N'y renfermez pas des animaux malades! N'y laissez pas de la vaisselle sale, des amas de pommes de terre, des linges malpropres en tas ou étendus sur des cordes! l'odeur qui s'en échappe corrompt l'air.

Ne bornez pas les soins de propreté à l'intérieur de votre habitation! Qu'on puisse circuler à l'entour sans la crainte de mettre le pied sur des ordures. Il conviendrait que chaque maison eût un cabanon, avec une fosse d'aisance, où l'on pût satisfaire un besoin sans s'exposer aux yeux des passans. La décence et la salubrité y gagneraient. De plus, en vidant la fosse, vous auriez un engrais puissant qui fertiliserait vos champs.

Que le cabanon, que les fumiers, que les écuries aient leur place, s'il est possible, au nord de l'habitation. Il serait à désirer que les loges à pourceaux, que le fumier en provenant, fussent placés à distance. Il serait à désirer qne les fenêtres des maisons n'eussent pas jour de ce côté.

Dans beaucoup de communes, le cimetière est encore au centre du bourg, autour de l'église. C'est un devoir pour les maires éclairés, pour les maires ayant à cœur le bien-être de leurs administrés, de chercher à le faire transporter loin et au nord des habitations.

C'est un devoir pour eux de ne point tolérer dans les rues ces monceaux de fumier qui les obstruent, ces mares où s'amassent toutes sortes d'immondices, où l'on jette les animaux morts. Qu'une pente convenable, que des rigoles entraînent les eaux dans un réservoir situé hors du bourg, les rues ne se rempliront pas à la moindre pluie de flaques d'eau et de boue. En outre, dans les pays qui manquent d'eau à certaines époques de l'année, ce réservoir permettrait, en cas d'incendie, de combattre le feu.

Les maires doivent défendre, pendant les grandes chaleurs, de curer les mares, les canaux et les rivières rapprochés du

centre des habitations. Les miasmes et les
gaz qui se dégagent de la vase exposée aux
rayons du soleil, engendrent les fièvres
typhoïdes, sinon les fièvres intermittentes.

C'est aussi par l'exposition de leur fond
vaseux aux rayons du soleil, que les marais
et les étangs sont, à la fin de l'été, une
source de fièvres. Ces maladies sévissent
principalement sur les demeures voisines
des étangs peu profonds, sur celles placées
au nord d'un marais, ou sous le vent qui
traverse le plus souvent ces foyers d'infection. Les arbres, vernes ou saules, qui
entourent une mare, rendent moins nuisibles les miasmes qui s'en échappent; de
même une forêt ou une allée de grands
arbres, placée entre un étang et une habitation, forment un rempart utile contre les
miasmes porteurs de la fièvre. Le contraire
a lieu quand la maison est placée entre la
forêt et l'étang.

Le séjour dans les pays d'étangs, de
marais, n'est pas favorable à la santé. Les

pays de montagnes, bien qu'en général ils soient les plus sains, contiennent eux-mêmes des habitations insalubres. Je signalerai celles qui sont situées au fond d'une gorge profonde dont les vents ne peuvent aller renouveler l'air, celles qui, adossées à une montagne placée au midi, ne sont point assez échauffées par les rayons du soleil.

L'exposition des maisons tournées vers le nord est fatale aux poitrinaires, aux rhumatisans; l'exposition au levant ou au midi est ordinairement la plus salubre.

Les rez-de-chaussées des maisons situées à mi-côte sont d'une grande humidité. Vous les assainirez en les entourant de fossés profonds dont l'eau s'écoulera par des rigoles dirigées du côté de la pente.

« Ils ont grand soin, dit maître Pierre en parlant des gens de son village, ils ont grand soin d'assainir leurs terres par des fossés et des rigoles; quand ils arrosent leurs prés ou leurs jardins, ils se gardent bien de leur donner plus d'eau qu'il n'en faut; ils savent parfaitement que l'herbe

se rouillerait, que les légumes languiraient
ou pourriraient sur pied. En plantant une
vigne, ils choisissent un terrain bien
exposé, ils apportent une grande attention
à espacer convenablement leurs ceps, afin
que le soleil les frappe tous de sa chaleur
vivifiante, afin que l'air circule librement.
Et eux, ils s'enferment, *ils s'entassent*,
dans des chambres humides, sombres,
malpropres, fermées à l'air et à la lumière.
Puis ils se plaignent d'être perclus de
rhumatismes, accablés de fluxions, de
catarrhes, d'asthmes. Ils s'étonnent de
voir leurs enfans pâles, bouffis, rabougris,
souffreteux. A qui la faute ? (1) »

(1) « Il n'est pas rare, dit aussi maître Pierre, de
voir des paysans, dans la même saison, bâtir et
habiter une maison ; il n'est pas plus rare de les voir
être impotens, tomber de langueur, passer des mois
dans les souffrances.

« On ne doit habiter une maison neuve que lorsque les murs sont entièrement secs. En faisant du
feu, durant plusieurs jours, on ne remédie pas aux
accidens que les plâtres ou le mortier trop frais
peuvent occasioner. Le feu ne dessèche que de
quelques lignes la surface des murs, et l'humidité

Souhaitons que l'habitation du paysan soit moins misérable. Souhaitons qu'un logis bien situé, bien couvert, tenu proprement, clos chaudement pendant l'hiver, *empreigné d'air et de lumière en toute saison,* lui réjouisse le cœur au retour des champs. Peut-être alors heureux de vivre sous un toit qui lui plaît, qui le conserve bien portant, s'attachera-t-il au sol qu'il exploite. Peut-être ses enfans seront-ils moins disposés à quitter le séjour des campagnes pour celui des villes où ils ne rencontrent presque toujours que la misère et la corruption.

Un paysan, qui est allé à la ville, revient-il avec quelque bien! tous les jeunes gens du village envient son sort et brûlent de partir. Ils ne songent pas à ceux, cinquante fois plus nombreux, qui, s'étant expatriés, croupissent dans la misère, sont revenus sans avoir gagné autre chose que des infirmités, ou sont morts à l'hôpital.

qui reste à l'intérieur ressort avec plus de force lors d'un dégel ou d'un temps pluvieux. »

CHAPITRE II.

DES BOISSONS.

La bonne eau est claire et limpide, elle n'a ni goût ni odeur, elle cuit bien les légumes et dissout parfaitement le savon.

Ces qualités appartiennent à l'eau de source et de rivière, lorsqu'elle coule sur un fond de sable ou de gravier, à celle des puits lorsqu'elle ne reçoit pas par infiltration l'eau d'un étang, d'une mare ou d'un fumier, à celle de pluie lorsqu'elle n'a été recueillie qu'après la première ondée. L'eau de la première ondée entraîne avec elle les impuretés de l'air, les ordures des toits.

L'eau des étangs, des mares, des fossés, celle des rivières ayant un fond boueux, celle d'un puits peu profond et voisin d'un étang, contiennent des matières corrompues. L'usage de pareilles eaux est nuisible à la longue; il affaiblit l'estomac, détermine la diarrhée, le gonflement du ventre, etc. Ces eaux perdent en partie leurs inconvéniens lorsqu'on y jette, comme je l'ai vu faire en Dombes, des charbons ou des tisons enflammés. Mieux vaudrait les filtrer. La construction d'un filtre est peu dispendieuse et ses services sont de longue durée.

Au milieu d'un cuvier, placez debout un tonneau ou un baril défoncé par les deux extrémités; remplissez-le de sable de rivière et de charbon pilé, jusqu'à moitié de sa hauteur. Vous y verserez l'eau que vous voudrez purifier. Vous reprendrez ensuite l'eau dans le cuvier, c'est-à-dire, lorsqu'ayant traversé le sable et le charbon, elle s'est débarrassée des matières qu'elle contenait. Le sable et le charbon doivent être renouvelés de loin en loin.

Les buveurs d'eau mangent ordinairement avec appétit; ils digèrent bien et sont exempts d'une foule d'infirmités. L'eau est surtout salutaire aux personnes bilieuses, sanguines, mangeant beaucoup de viande.

Celles, au contraire, qui sont pâles, qui ont l'estomac paresseux, qui se nourrissent principalement de légumes, celles qui habitent un pays froid et humide, qui travaillent beaucoup, se trouvent mieux de l'usage du vin.

Le bon vin fortifie l'estomac; il nourrit, il détermine cette vivacité dans les mouvemens, cette habileté, cette ardeur dans les travaux qu'on trouve rarement chez les travailleurs qui ne boivent que de l'eau et se nourrissent principalement de légumes.

Le bon vin est clair, limpide, d'un goût et d'une odeur agréables. Le vin n'acquiert toutes les qualités dont il est susceptible, qu'après avoir été conservé, soit en tonneau, soit en bouteilles. L'excellence du *vin bouché* est proverbiale.

Lorsque le vin est devenu bon à boire, le tirer au tonneau, bouteille par bouteille, à mesure des besoins du ménage, est un usage nuisible. Qui ne sait que le vin ne tarde pas à se gâter dans une bouteille laissée à moitié pleine. De même, le vin s'altère dans un tonneau en partie vide;

moins agréable au goût, il devient moins
salutaire. C'est par cette raison que les
vignerons tant soit peu habiles ouillent
(remplissent) plusieurs fois par an les
tonneaux de leur cave.

Dans les maisons où l'on boit peu de vin,
on ne doit acheter qu'une feuillette à la fois
et mettre le vin en bouteilles dès qu'elle
commence à se vider.

Si, pour mettre un tonneau en perce, on
se sert d'un robinet en cuivre, il est convenable de le nettoyer avec soin. L'usage
d'un robinet en bois est plus prudent lorsqu'on tire le vin peu à peu. Une personne
de Bourg avait des coliques depuis plus
d'un mois; elle maigrissait à vue d'œil et
tous les remèdes restaient sans effet contre
sa maladie. Je soupçonnai qu'il s'était
formé du vert-de-gris dans le robinet en
cuivre d'un tonneau auquel on tirait chaque
jour; le robinet fut changé et les coliques
disparurent.

Le vin n'est une boisson utile à la santé
que lorsqu'on le boit sans excès. Il est des
personnes qui boivent, sans être incommo-

décs, du vin en grande quantité, que son usage même immodéré n'empêche pas de parvenir à un grand âge; mais le plus grand nombre des buveurs devient infirme de bonne heure et ne vit pas long-temps. Il est sage de ne boire à son ordinaire que peu de vin et de le tremper d'eau. Cette manière de faire est surtout opportune chez les personnes bilieuses, sanguines; chez celles qui, après avoir bu du vin, éprouvent des aigreurs d'estomac, des douleurs de tête, des étourdissemens, des ardeurs d'urine.

La bière ne provoque pas l'ivresse aussi promptement que le vin; elle devrait être préférée lorsqu'on boit pour trinquer avec un ami. Les querelles, les accidens sont moins fréquens dans les pays où l'on boit plus de bière que de vin.

L'*Almanach bressan* de 1848 donne la recette d'une boisson peu coûteuse, agréable et très-rafraîchissante :

« Prenez vingt litres d'eau,

« Une livre et demie de cassonade jaune,

« Un verre et demi de bon vinaigre ou un verre d'eau-de-vie,

« Une grande cuillerée de fleurs de sureau;

« Mettez le tout dans un pot de terre, remuez une fois par jour jusqu'à ce qu'il se forme de l'écume au-dessus du liquide, ce qui a lieu, dans l'été, au bout de quatre jours. Dans l'hiver, il faut de huit à quinze jours.

« Vous remplirez alors des cruches ou de fortes bouteilles que vous boucherez avec soin. Avant de boire, laissez reposer quinze à vingt jours. »

Mousseuse et bienfaisante, cette boisson me paraît cependant inférieure au cidre, à la piquette, au râpé.

Le cidre, le râpé et la piquette, quoique moins stomachiques que le vin, facilitent la digestion, ils conservent les forces. Dans les pays où la vigne ne croît pas, ils sont employés avec raison par les gens auxquels leur peu d'aisance ôte la faculté d'acheter du vin.

Ces boissons ne se conservant pas, les travailleurs de notre pays sont obligés, pendant les rudes travaux et les grandes chaleurs de l'été, d'étancher leur soif avec de l'eau fade et nauséabonde, tandis que le moindre paysan de la Russie ne manque jamais de kvas, espèce de piquette, bonne en toute saison. Pourquoi les Français ne feraient-ils pas du kvas? Nos paysans se-raient-ils moins intelligens, moins aisés que ceux de la Russie? Ce serait pénible à avouer.

J'ai connu un officier français qui, ayant trouvé, pendant son séjour en Russie, que le kvas le fortifiait, le nourrissait, l'en-graissait, a continué à préparer cette bois-son après son retour dans son pays. Voici sa recette:

« Choisissez une feuillette (un hectolitre) propre et exempte de toute mauvaise odeur; introduisez-y par la bonde, au moyen d'un cornet de papier, sept kilogrammes de fa-rine de seigle moulue un peu fin et mêlée avec le son, introduisez-y un kilogramme et demi de seigle en grains, que vous aurez fait germer en le tenant au dessous d'un poêle, ou dans une chambre très-chaude, et en le mouillant de temps en temps avec un peu d'eau tiède ; versez ensuite dans la feuillette, avec un entonnoir, environ vingt pots ou bouteilles d'eau chaude.

« Bouchez et agitez la feuillette à la façon des tonneliers qui rincent un tonneau ; placez-la, s'il est possible, près du foyer ou dans tout autre lieu un peu chaud, sinon contentez-vous de la mettre à l'abri du froid et de la pluie. De six heures en six heures, versez-y la même quantité d'eau chaude et remuez de même.

« Lorsqu'elle est remplie, laissez-la vingt-quatre heures sans y toucher ; après ce temps, faites-y entrer un bâton propre et solide avec lequel vous remuérez et brouillerez ce qu'elle renferme, deux ou trois fois le jour, pendant une huitaine. Puis laissez reposer la liqueur pendant quatre à cinq jours. Alors vous pouvez soutirer en perçant au tiers de la feuillette, au-dessous duquel tiers se trouve la farine et le grain.

« Le kvas, tiré au clair, conserve toujours ce qu'on appelle un œil un peu louche ; transvasez-le dans un baril, où vous atten-

drez qu'il se soit éclairci pour le mettre en
bouteilles ou en cruches. Si vous n'avez pas
de bouteilles, tirez-le au tonneau à mesure
que vous en aurez besoin. Le kvas ne revient pas à plus de deux centimes le litre. »

Dans le nord de la France, les faneurs
et les moissonneurs ne vont jamais aux
champs sans emporter une provision d'une
autre espèce de piquette ou de kvas, à laquelle on donne, dans le pays, le nom de
bouillie. Il existe plusieurs manières de la
préparer; celle qui suit est la plus simple et
la meilleure :

« On prépare, quelques jours d'avance,
avec cinq ou six poignées de farine de
froment, une masse de levain comme pour
faire du pain.

« Il faut avoir un hectolitre de son de la
même farine, lequel on a passé, étant bien
sec, par un gros tamis.

« On laisse tremper ce son pendant une
heure dans de l'eau froide, après quoi on
le retire et on l'exprime fortement pour le
faire bouillir durant le même temps dans
trente litres d'eau.

2

« On fait passer cette décoction toute chaude par un tamis très-clair. Elle sera reçue dans un seau assez grand pour la contenir; on l'y laissera reposer jusqu'à ce qu'elle soit aux trois-quarts refroidie.

« On y démêlera ensuite le levain dont il a été parlé, faisant en sorte qu'il s'y fonde entièrement et exactement.

« Le tout sera entonné dans une feuillette propre, dans laquelle on versera cinquante-cinq à soixante litres d'eau tiède. Au bout de cinq jours, on peut commencer à faire usage de cette boisson qui continue à être potable tant qu'elle ne prend pas une couleur blanche.

« On la bonnifie en jetant dans le chaudron, pendant que l'eau bout, quelques douzaines de pommes aigrelettes coupées par quartiers, de pommes vertes séchées, de baies de genièvre, ou quatre ou cinq citrons coupés en morceaux et non dépouillés de leur écorce.

« La tonne doit être placée à la cave ou dans un lieu frais; la bouillie s'y conserve bonne pendant plusieurs mois, pourvu que, ayant commencé à en tirer, on continue de le faire au moins de deux jours l'un.

« Que le résidu du kvas ou de la bouillie ne soit pas rejeté ; les bestiaux en sont très-avides. »

Les baies de genièvre dont on remplit un tonneau avec de l'eau composent aussi une boisson agréable, très-salutaire, que je recommanderais aux habitans des contrées marécageuses. Mais les gens de la campagne ont une telle imprévoyance que je crains bien que le plus grand nombre continue à se passer de piquette de genièvre, de bouillie, de kvas. Que pendant les grandes chaleurs, pendant les fenaisons, les moissons, ils aient au moins l'attention de mêler à leur eau quelques cuillerées d'eau-de-vie! L'eau-de-vie diminue la fadeur de l'eau, l'empêche de produire les coliques, le gonflement du ventre ; elle diminue la disposition aux sueurs. Autrefois on distribuait du vinaigre aux soldats pour ajouter à leur boire ; aujourd'hui l'expérience a prouvé que l'eau-de-vie est préférable. En Algérie, les soldats qui sont campés dans les parties marécageuses de cette province, reçoivent du café à l'eau. Le café est un fébrifuge, je veux dire un préservatif de la fièvre.

Lorsqu'on a pris des alimens lourds, froids, aqueux, lorsqu'on est sujet aux pesanteurs d'estomac, une petite quantité d'eau-de-vie, de liqueur, bue à la fin du repas, aide à digérer. Que leur usage soit modéré et peu fréquent! L'abus de ces liquides, la coutume d'en boire le matin à jeun, amènent le cancer, le skire de l'estomac. Le sang se brûle, se calcine, on s'abrutit, on s'affaiblit et on devient vieux avant le temps. Les mains tremblent. Ces effets n'ont rien d'étonnant, l'eau-de-vie est l'esprit du vin: son usage immodéré doit être encore plus pernicieux.

Quand le corps est en sueur, est-il dangereux de boire des boissons froides? Non, si on n'en boit que quelques gorgées, s'il fait très-chaud et si on continue à être exposé à la chaleur. L'eau froide convient même mieux que l'eau tiède, parce que, désaltérant davantage, elle permet de boire moins. Les boissons froides sont funestes quand on en boit une grande quantité à la fois, quand la température n'est pas très-chaude, quand, cessant de marcher, de travailler, de rester soumis aux causes de la sueur, on se repose à l'ombre, exposé à un courant d'air, dans un lieu frais, quand on a quitté une partie de ses vêtemens. « Il n'est point de charretier qui n'empêche ses chevaux de boire quand ils ont chauds, surtout s'ils doivent se reposer ; il sait que s'il les laissait boire, peut-être ils en périraient. Pourquoi ne craint-il pas de s'exposer au même danger ? »

Que les individus sujets aux rhumes, aux éteintes de voix, évitent toujours de boire frais !

Beaucoup d'eau avalée immédiatement après le repas trouble la digestion.

—⊚—

CHAPITRE III.

DES ALIMENS.

———

L'homme est-il réduit à la diète, à la privation de nourriture, son poids diminue, sa graisse et ses chairs disparaissent.

Notre corps se dépouille sans cesse des matériaux qui entrent dans sa composition ; il s'en dépouille par la sueur, par les urines, les selles, les crachats, etc. Ce sont les alimens qui servent à la réparation des pertes éprouvées par le corps, au renouvellement de sa substance.

Chez l'enfant, ils ont encore pour but d'aider à sa croissance ; chez la nourrice, ils fournissent les matériaux de son lait ; chez la femme grosse, ils sont utiles au développement du nouvel être qu'elle porte dans son sein.

Les alimens servent aussi à la réparation

des forces; la nourriture doit être d'autant
plus abondante que l'homme se fatigue
davantage. Les alimens ne sont pas tous
également réparateurs; il ne faut pas croire
au proverbe : *Foin ou paille, qu'importe,
pourvu qu'on s'emplisse le ventre.* Les fruits,
par exemple, tels que les poires, les gro-
seilles; les légumes, tels que les courges et
les raves, sont bien loin d'être aussi nourrissans, aussi fortifians que le pain et la
viande. Le laboureur qui mange de la
viande, du bon pain, qui boit du vin, sera
plus fort, plus actif au travail, il résistera
mieux aux causes de certaines maladies,
comme la fièvre, que celui qui se nourrit
uniquement de gaufres, de bouillies, de
laitage, que celui qui boit de l'eau.

Les qualités des alimens varient aussi
selon leur mode de préparation. Elles varient selon les individus qui en font usage;
le lait, le bouillon, la panade, qui suffisent
à la nourriture de l'enfant à la mamelle, ne
pourraient soutenir l'homme âgé.

Passer en revue les alimens les plus usi-
tés, indiquer leurs qualités différentes, les

meilleures manières de les préparer, ne sera pas chose inutile.

—

Du pain.

Le pain est l'aliment le plus nécessaire à l'homme, celui dont il se lasse le moins, dont il ne se dégoûte jamais ; j'en parlerai en premier lieu.

Le meilleur pain est celui de froment ; à poids égal, il est plus nourrissant qu'aucun des autres pains. Facile à digérer, il ne fatigue pas l'estomac ; les paysans ont donc raison, quand leurs digestions sont pénibles, de se procurer du pain blanc, *de la miche*.

Laisser beaucoup de son dans la farine est une mauvaise économie ; le son ne nourrit pas, il passe à peu près tel qu'on l'a pris ; il augmente le poids, le volume du pain sans augmenter ses propriétés nutritives.

Bien travaillée, bien levée, la pâte de froment produit un pain plus agréable, plus facile à digérer, plus fortifiant. Si on en mange davantage, il y a compensation, *parce que la même quantité de farine donne une plus grande quantité de pain.* Le pain bien fait étant plus léger à volume égal, l'homme qui s'en nourrit doit nécessairement en absorber un volume plus considérable pour en absorber le même poids.

Fabriqué avec soin, fait avec de bon grain et de *la farine bien moulue,* le pain de seigle tient le premier rang après celui de froment. Il possède même un avantage que n'a pas ce dernier, celui de rester plus long-temps frais.

La pâte de la farine de seigle ne doit pas être aussi travaillée que celle du froment; cependant je crois que la plupart des ménagères ne consacrent pas assez de temps au pétrissage. Elles n'emploient pas habituellement assez de levain, *assez de sel.* Le sel rend la pâte plus liée, il rend le pain plus léger, plus réparateur.

2*

La pâte de seigle tend plutôt à s'étaler qu'à se gonfler. Que la chaleur la saisisse à sa mise au four. Elle doit y rester plus long-temps que celle du froment. On a généralement le tort de ne pas la laisser assez cuire. Qui n'a pas entendu dire aux paysans : « Bien cuit, le pain ne tient pas au ventre. » Le pain lourd, mal cuit, apaise plus long-temps la faim, cela est incontestable ; *mais il rend plus lourd, plus lent ; il ne donne pas autant de force, de vigueur, d'ardeur au travail ; il rend sujet aux coliques, au cours de ventre.*

Le seigle, pendant les années froides et humides, se charge d'ivraie (leroi), d'ergot (chambucle) ; on doit le purger de ces grains. Leur farine, lorsqu'elle est en grande quantité dans le pain, donne lieu aux étourdissemens, à la paralysie.

Le méteil est le grain récolté dans une terre semée à la fois en froment et en seigle. Le pain de méteil tient nécessairement le milieu pour ses qualités entre le pain de froment et celui de seigle.

On comprend aussi que, la préparation
du pain de seigle exigeant un levain plus
fort que la confection du pain de froment,
de l'eau moins froide, un pétrissage moins
long, un apprêt moins avancé, une cuisson
plus tardive, la manière de fabriquer le
pain de méteil doit varier selon que le mélange contient plus de seigle ou plus de
froment.

Lorsqu'on veut faire du pain de méteil
artificiellement, il est peu convenable de
mêler les deux grains et de les envoyer aux
moulins ainsi réunis. Il faut les faire
moudre séparément et mélanger les farines.
Fait avec de la farine de froment seule, le
levain a plus d'énergie.

Les hommes qui mangent du maïs sont
plus forts, plus grands, soutiennent mieux
la fatigue que ceux nourris avec l'orge, le
sarrasin, le mauvais seigle. Dans le canton
de Montrevel, la partie du département
que j'habite où l'on consomme le plus de
maïs, les hommes sont vigoureux, bien
développés.

Pour faire du pain ou du gâteau de maïs, on démêle la farine avec de l'eau chaude, de l'eau d'autant plus chaude que le grain a été récolté plus récemment. Il demande peu de levain, et il doit être enfourné une demi-heure après le pétrissage. Qu'il soit surpris au four.

Quand il est *rassi,* on le rend plus agréable en le coupant par tranches qu'on fait chauffer sur le poêle ou sur la braise.

Employée seule, la farine d'orge fait un pain dur, sec, cassant; la farine de blé noir produit un pain peu nourrissant qui, le lendemain de la cuisson, se fend, s'émiette. On corrige ces défauts en mêlant ces farines à celles de froment ou de seigle.

Les farines de fèves, de haricots, ne peuvent pas, isolées, être converties en pain; ajoutées à celles de froment, de seigle, dans la proportion d'un huitième, elles sont très-avantageuses. Sept kilogrammes de farine de froment et un kilogramme de farine de fèves donnent un pain

plus volumineux, plus nourrissant, et par
conséquent moins coûteux que ne le feraient
huit kilogrammes de la première substance.
Mêlées en plus grande quantité, les farines
de fèves et de haricots rendent le pain lourd,
sec et désagréable ; elles l'empêchent *de
tremper à la soupe.*

Ajouter des pommes de terre râpées, des
pommes de terre cuites et écrasées, à la
farine de froment ou de seigle, c'est se
donner beaucoup de peine pour peu de
profit, parce qu'elles augmentent peu les
propriétés nutritives du pain. Mieux vaut
manger la pomme de terre à la main.

Un mélange de farine de froment, de
maïs et d'orge, celui de seigle et de maïs,
forment un pain bon et économique. Je
recommanderais de faire moudre ces grains
séparément. La grosseur et la dureté différentes des grains exigent que les meules
soient plus élevées pour les uns et plus
basses pour les autres. L'emploi du maïs
blanc est préférable, parce qu'il donne au

pain moins de couleur et de goût que le maïs jaune.

Quelle que soit la farine qui ait servi à faire le pain, on ne doit le retirer du four que lorsqu'il est bien cuit; on ne doit le manger ou le serrer que lorsqu'il est entièrement refroidi. Manger le pain trop chaud expose aux indigestions, aux gonflemens et aux pesanteurs d'estomac. Serré encore chaud, renfermé dans un endroit humide, le pain moisit. Le pain moisi est aussi malsain que la viande corrompue. Quand on s'aperçoit de la moisissure, on peut l'arrêter en coupant le pain par tranches et en les faisant sécher.

Le pain doit être conservé dans un lieu très-sec; il en est de même de la farine. Exposée à l'humidité, la farine se pelotonne, s'altère promptement; elle laisse échapper une odeur pénétrante, elle devient d'un emploi nuisible.

Des gaufres et des bouillies.

Le pain de blé noir ou sarrasin étant très-mauvais, la récolte de ce grain étant parfois très-abondante, les habitans des pays où on le cultive utilisent sa farine par la confection de gaufres. On mange les gaufres en guise de pain, chaudes ou réchauffées sur le gril, recouvertes de fromage fort ou de raisiné. On rend les gaufres plus nourrissantes en ajoutant à la farine de blé noir un peu de farine de fèves; en Bresse, on emploie de la farine mi-partie de blé noir, mi-partie de maïs blanc. Cette dernière substance, sans changer la saveur des gaufres, ajoute à leur propriété nutritive, leur donne de la fermeté.

Dans la Bourgogne, en Franche-Comté, on fait une énorme consommation de gaudes ou bouillie de maïs. Lorsque le grain de maïs a été bien séché au four, lorsqu'il a été *bien moulu*, les gaudes sont plus agréables au goût, plus salutaires, plus digestives. On doit les laisser sur le feu jusqu'à ce qu'elles n'exhalent plus l'odeur de farine.

Dans les fermes de la Bresse, on déjeûne avec des gaudes préparées le matin; celles qui restent, servent pour le repas du soir. On les conserve dans des écuelles où elles prennent de la consistance; on les mange après les avoir fait chauffer sur le gril. Plus de sel dans les gaudes, un peu de beurre, du lait, les rendraient plus savoureuses, plus réparatrices, sans en augmenter beaucoup le prix de revient.

Quelques personnes mêlent des pommes de terre à la farine de maïs. On pèle les pommes de terre, on les met au fond de la marmite avec un peu d'eau; lorsqu'elles sont cuites, on les écrase et on y verse de l'eau, puis de la farine de maïs démêlée.

Des légumes.

Les bouillies ou purées de pois, de haricots, celles de fèves, celles d'orge, lorsque ce grain a été cuit avec du lait, du beurre, forment un mets très-nourrissant. La purée de pommes de terre est aussi un bon aliment.

La meilleure manière d'employer la pomme de terre est de la manger à la main ; c'est un pain tout fait qui a bonne odeur, goût excellent. Bien entendu que je ne parle ainsi ni de la pomme de terre venue dans un terrain bas, humide, compact, ni de la pomme de terre cuite dans beaucoup d'eau, mais bien de la pomme de terre récoltée dans un terrain léger, sec, sablonneux, de la pomme de terre cuite comme je vais le dire.

Il faut une marmite en fer, avec un couvercle fermant bien ; on remplit la marmite de pommes de terre bien lavées, on y jette de l'eau (une bouteille pour une mesure de légumes), on couvre et on met à la crémaillère.

Cuite de cette façon, la pomme de terre est farineuse, d'un goût appétissant. Les enfans qui se connaissent en gourmandise l'aiment mieux que le pain.

La pomme de terre, coupée en tranches minces, et séchée dans une chambre très-chaude, au four lorsqu'il a perdu une partie de sa chaleur, peut remplacer la semouille, le vermicelle. Cassées en petits morceaux, cuites dans du lait, dans de l'eau avec du sucre ou un morceau de beurre frais, ces tranches font un potage très-convenable pour les malades. Elles se conservent facilement.

Le topinambour ressemble à la pomme de terre; très-nourrissant, il mériterait d'être plus cultivé. Il suppléerait aux pommes de terre dans les années de disette. Ce légume passe les hivers en terre sans geler.

Cuits à l'eau et sautés dans une casserole avec du beurre ou de la graisse, avec du lait, les pommes de terre, les topinam-bours, les fèves, les haricots, les lentilles, font une pitance agréable. Un peu de poivre en hiver, du persil, de la pourrette, de l'ail en été, relèvent la saveur de ces légumes, détruisent un défaut qui leur est reproché, celui d'être lourds pour quelques estomacs.

Ce qui se mange avec plaisir *passe mieux*, se digère mieux, et procure aussi plus de santé au corps, plus de *cœur à l'ouvrage*; pourquoi donc les ménagères ne servent-elles pas plus souvent à leur famille quelques-uns de ces légumes que la Providence nous a donnés avec tant de générosité? A voir l'économie avec laquelle elles mettent dans la soupe les poireaux, l'oseille, l'ail, les carottes, le chou, on dirait réellement que les légumes coûtent beaucoup à récolter. Les curtils ou jardins de ferme ont une médiocrité d'étendue qui fait peine. Cependant les terrains, cultivés sous forme de jardin, rapportent trois fois plus que la meilleure terre à froment.

Femmes, agrandissez votre curtil, n'y ménagez pas le fumier. Votre mari ne devra pas s'y opposer; tout ce que votre famille, vos gens consommeront en légumes, sera autant de diminué sur la consommation du pain.

Semez la carotte jaune dont la racine a un goût si sucré, la betterave, la scorsonère. Ces légumes, cuits à l'eau et mangés en salade, ou bien passés au beurre frais et sautés avec de la crême, du lait, sont des mets excellens.

Semez l'oseille si rafraîchissante dans la soupe, l'épinard, la chicorée si salutaire pour les malades. Ces substances étant cuites, on les hache et on les accommode au beurre ou au lait.

N'oubliez pas la bette, dont les côtes s'accommodent comme la scorsonère, dont le vert subit les mêmes préparations que l'épinard.

Semez le potiron, courge bien supérieure à celle de vos champs, la laitue si rafraîchissante, si délicieuse, mangée l'été en salade à la crême, l'estragon et le baume qui parfument la salade.

Semez l'ail, l'oignon, l'échalotte, le poireau, le persil qui réveillent les estomacs paresseux, facilitent la digestion des mets les plus lourds.

Consacrez une grande place au chou cabus, qui pousse avec tant de vigueur dans les terrains qui lui conviennent.

Vous accusez le chou d'être pesant, indigeste, de donner des vents; ces défauts tiennent *à votre mauvaise habitude de ne faire cuire les légumes qu'une heure ou deux.* Le chou, pour perdre son âcreté, doit rester sur le feu quatre ou cinq heures. Avec le chou, on prépare un aliment stomachique qui préserve de la fièvre et du scorbut. C'est la choucroûte dont tous les fermiers devraient en automne faire un ou plusieurs tonneaux. Voulez-vous savoir comment on prépare la choucroûte?

On dépouille les choux de leurs feuilles vertes, on les coupe en deux ou en quatre morceaux dont on ôte la tige ou cœur, on les plonge dans une chaudière d'eau bouillante, et on les y laisse le temps nécessaire pour qu'ils se ramollissent. On les retire avec une écumoire, on les place sur une claie, sur des planches où ils dégouttent et se refroidissent.

On les entasse ensuite dans une feuillette ou un tonneau défoncés, on y répand des grains de genièvre, un peu de sel en poudre, et on comprime souvent, afin qu'ils soient bien serrés. Lorsqu'ils sont près

d'atteindre le bord, on couvre les choux
avec quelques feuilles vertes, on place
dessus un fond mobile, c'est-à-dire moins
large que le tonneau ; on l'assujettit avec
trois ou quatre grosses pierres, et on verse
par-dessus le tout une quantité d'eau suffisante pour recouvrir le fond.

Le poids du sel à employer pour un
tonneau varie de un à trois kilogrammes.

Au bout de quinze jours, on peut commencer à faire usage de la choucroûte.
Lorsqu'on veut en prendre dans le tonneau,
on enlève l'eau qui recouvre le fond mobile,
on l'enlève d'abord avec une assiette, puis
avec un linge, afin de l'épuiser complètement ; on ôte les pierres, le fond, les feuilles
vertes, on prend la quantité de choucroûte
dont on a besoin, et après avoir égalisé la
surface de celle qu'on laisse, on replace le
fond mobile, les pierres, et on y verse
ensuite un peu d'eau fraîche. Il faut que le
fond mobile soit toujours recouvert d'eau,
que l'eau soit changée tous les huit jours.

Bien soignée et mise à l'abri de la gelée,
la choucroûte se conserve pendant plus de
six mois.

On lave la choucroûte qu'on a retirée du
tonneau, à grande eau et à plusieurs re-
prises, jusqu'à ce qu'elle ait perdu son goût
aigre. On l'exprime fortement avec les
mains, et on la fait cuire dans une marmite
de fer, en ajoutant du beurre, de la graisse
de porc et aussi, ce qui ne gâte rien, un
morceau de petit-salé, un morceau de lard.
La choucroûte doit cuire lentement, à
petit feu, pendant quatre à cinq heures. On
en prépare ordinairement à la fois pour
plusieurs jours, parce que réchauffée elle
est plus délicate.

—

Des fruits.

Les mauvais fruits, les fruits non mûrs,
occasionent des indigestions, *le cours de
ventre*, la fièvre; il n'en est pas de même
des fruits de bonne qualité, des fruits
mangés à leur maturité. Ils fournissent une
nourriture saine et savoureuse.

Ne craignez pas de manger des fruits,

d'en donner à vos enfans, mais qu'ils
soient mûrs! Si la saison des fruits est
particulièrement dangereuse pour les enfans, c'est, je le répète, parce qu'ils mangent des fruits verts, de mauvais fruits,
qu'ils en mangent en trop grande quantité.

Le climat de votre pays permet-il au
raisin de mûrir? que les murs de votre
maison, non exposés au nord, soient garnis
d'une treille. Ayez des groseillers, des pê-
chers, des pruniers dans votre jardin ;
plantez en verger, ou sur la lisière des terres
les plus rapprochées de votre habitation,
des cerisiers, des poiriers, des pommiers.
Plantez des arbres de choix. Un arbre à bons
fruits n'épuise pas plus le terrain, ne donne
pas plus d'ombre, ne coûte pas plus à cul-
tiver qu'un arbre à fruits aigres et coriaces.
Et quelle différence, par exemple, pour la
saveur, pour l'utilité, entre la prune
Reine-Claude et la petite prune Noire !
Quelle différence n'existe-t-il pas entre le
Beurré blanc, le Beurré gris, la pomme
Rainette, et la poire du Sauvageon et

autres mauvais fruits qu'on rencontre com-
munément autour de vos maisons.

La Providence, si attentive à tout ce qui
regarde notre bien-être, fait mûrir pendant
les chaleurs les fruits les plus rafraîchis-
sans, la groseille, la fraise, la cerise. Elle
nous donne ensuite la prune, la pêche, la
poire d'été; puis des fruits très-nourrissans
et pouvant être conservés pour la mauvaise
saison, la pomme, la châtaigne, le raisin.

La groseille, la pomme, le raisin, con-
vertis en confiture, ou bien la pomme, la
poire, la prune, séchées au four, sont
une précieuse ressource pour l'hiver. Quelques fruits sont encore utiles dans la confection des cidres, poirés ou piquettes.

—

Du laitage.

Le lait des vaches qui paissent dans les
prairies marécageuses est fade, froid,
aqueux; celui des vaches qui paissent le
long des coteaux, dans les gras pâturages,

3

est parfumé, épais, réparateur. Que les habitans des montagnes, les hommes au tempérament vif, sanguin, se nourrissent de lait, il sera pour eux un aliment salutaire ; mais l'usage du lait ne saurait être aussi avantageux pour les habitans des pays humides et bas, pour les hommes au tempérament froid et mou. Il ne saurait en effet leur donner l'énergie qui leur manque, diminuer leur lenteur et leur mollesse naturelles.

Frais et récent, le fromage est une nourriture douce et nutritive ; sec et salé, il devient excitant, il faut en user avec plus de modération. Les personnes qui ont l'estomac irritable doivent s'en abstenir.

Je ne peux que faire l'éloge de l'emploi des œufs, qu'ils soient mangés à la coque, au beurre, en omelette, qu'ils soient réunis à de la farine, à du lait, pour former des gaufres, des gâteaux.

Je signalerai ici les dangers d'une préparation très-usitée parmi les gens de la campagne, laquelle porte le nom de *matte-faim*, *(crêpes)*. Les matte-faims étant faits

en masse fort épaisse, leur intérieur n'est
pas assez cuit, puis c'est parmi les jeunes
gens une lutte à qui en mangera le plus. Il
en résulte des excès, et par suite des indigestions fréquentes.

—

De la viande.

Les entrepreneurs du chemin de fer de
Paris à Rouen employaient des ouvriers
français et des ouvriers anglais; les premiers faisaient beaucoup moins d'ouvrage
que les seconds. On rechercha quelle était
la cause de cette différence ; ayant remar-
qué que les ouvriers français mangeaient
moins de viande que les ouvriers anglais,
on les soumit à la même nourriture, et
aussitôt ils devinrent tout aussi habiles.

En effet, la chair des animaux est plus
apte que les grains et les légumes à augmenter les forces de l'homme, à les soutenir
pendant les travaux pénibles. Se conver-
tissant presque entièrement en notre propre

substance, par cela même qu'elle lui est plus semblable, elle est plus nourrissante. Séjournant plus long-temps dans l'estomac, elle permet de faire des repas moins fréquens. Elevant davantage la chaleur du corps, elle protège mieux contre les rigueurs du froid.

Toutes les viandes ne possèdent pas ces qualités au même degré, la chair de quelques animaux en est dépourvue. La viande de grenouilles, de jeunes poulets, de jeunes veaux, est très-douce, mais peu nutritive. Elle convient aux malades, aux personnes irritables. Il est des estomacs qui ne supportent pas la viande de veau; elle provoque fréquemment le cours de ventre lorsque cet animal a été tué avant d'avoir atteint l'âge de quatre semaines. Le poulet, et presque tous les poissons, fournissent un aliment plus nutritif que les végétaux, aussi doux et facile à digérer. Ce sont les premières viandes dont on doive permettre l'usage aux convalescens, c'est-à-dire aux personnes qui sortent de maladie. Je ferai remarquer que la carpe, contenant beaucoup

d'arêtes, ne doit être donnée aux enfans
qu'avec précaution. L'anguille est très-
nourrissante, mais elle pèse sur l'estomac;
les œufs de brochets et de barbaud *font aller
par le haut et par le bas.*

Le porc, l'oie, le canard, le lièvre sont
excessivement nourrissans, mais d'une
digestion difficile pour les estomacs irrités.
La facilité qu'on trouve à élever et à en-
graisser le porc, le goût agréable de sa
viande, sa propriété de se conserver long-
temps lorsqu'elle a été salée, d'être très-
fortifiante, les usages variés auxquels on
applique chacune de ses parties, font de cet
animal l'une des plus précieuses ressources
de l'alimentation de la campagne. Dans
mon pays, la Bresse, il est peu de maisons
dont les habitans ne tuent chaque année un
porc ou une truie. C'est un usage à imiter.
Le lard cuit dans le bouillon prête à la
soupe de choux et de pommes de terre un
fumet appétissant; la graisse remplace
économiquement le beurre dans la prépa-
tion des légumes, dans les fritures. Le sang
dont on fait les boudins est très-nutritif;

mangé frais il ne présente aucune difficulté
à la digestion. Salée ou convertie en sau-
cisses, cervelas, jambons, la chair est
nutritive, mais excitante. Qu'on n'en fasse
pas abus. Le porc ne convient pas aux
malades, aux personnes qui ont un mauvais
estomac.

A l'exception de la chair de porc, les gens
de la campagne ne mangent guère de la
viande qu'aux foires, aux vogues, à l'occasion des mariages, des baptêmes et autres
fêtes de famille. Qu'ils s'abstiennent de la
viande de bœuf, de mouton, de chapon, je
le conçois, ces alimens sont d'un prix très-
élevé; mais s'ils se réunissaient plusieurs
de temps en temps, pour tuer une vache,
une vache hors de service, par exemple,
cette dépense très-utile serait peu onéreuse.
Les parties de la vache qui ne seraient pas
consommées tout de suite pourraient,
comme la viande de porc, être conservées
par la salaison. La viande de vache, quoique plus sèche, moins savoureuse que celle
du bœuf, n'est point à dédaigner.

Les vieilles poules vendues au marché

ne rapportent pas grand profit, mieux vaudrait les manger en famille, le dimanche ou quelques jours de fête. En faisant cuire une poule avec du riz, des haricots ou des racines jaunes, on se procurerait à bon marché un régal savoureux. Hélas ! quand se réalisera le vœu émis par Henri IV, de voir le ménage le plus pauvre mettre, le dimanche, la poule au pot.

On fait subir à la viande une foule de préparations différentes ; les plus communes, les plus faciles sont : la friture pour le poisson, le rotissage et le pot-au-feu pour la chair des autres animaux.

Le pot-au-feu consiste à faire bouillir la viande à petit feu dans trois ou quatre fois son poids d'eau. Lorsque le pot reste longtemps sur le feu, plus d'une heure pour un pigeon, un poulet, plus de quatre heures pour du veau, plus de six heures pour le mouton et le bœuf, le bouillon n'en est que meilleur, mais la viande perd ses sucs, son jus ; elle devient dure, sèche, coriace, elle cesse d'être nutritive.

Le mode de rotissage que je recommande

est la cuisson de la viande dans un vase
couvert et fermé, sur de la braise ou de la
cendre chaude, avec un peu d'eau, et avec
des légumes, carottes, oignons, navets ou
pommes de terre. La vapeur de l'eau pénètre
la viande, la rend plus tendre sans l'épuiser
de son jus, les légumes deviennent excellens. Si ce sont des légumes frais, ils tem-
pèrent, diminuent ce que les viandes salées
ont d'excitant.

La chair des animaux récemment tués
n'est pas aussi tendre que celle des animaux
tués depuis quelques jours, mais la viande
devient irritante, malfaisante, lorsqu'elle
se corrompt, lorsqu'elle répand de l'odeur.

On se résout difficilement à jeter la
viande qui commence à s'altérer. J'ai vu
employer avec succès un moyen facile de
lui faire perdre ses propriétés nuisibles.
Après avoir retranché les parties les plus
corrompues d'un morceau de viande gâtée,
on le met dans une marmite avec de l'eau,
on fait bouillir, on écume, et on jette dans
l'eau des charbons allumés. Les charbons
s'emparent de la pourriture de la viande;

après avoir bouilli dans de l'eau nouvelle,
elle recouvre presque sa bonté première.

—

Du sel, du persil, du poivre, de l'ail et autres assaisonnemens.

J'ai conseillé aux ménagères de la campagne de mélanger aux alimens l'ail, le
persil, le poivre et surtout le sel, en
quantité plus grande qu'elles n'ont coutume
de le faire. Ces assaisonnemens conviennent
en effet aux personnes dont la nourriture
se compose de mauvais pain, de bouillie,
de gaufres, de laitage, aux personnes qui
ont continuellement à employer de grandes
forces pour vaincre la stérilité de la terre.

« L'impôt sur le sel vient d'être sup-
primé, parce que cette substance a été
reconnue un objet de première nécessité.
Elle sert à prévenir les maladies qu'engendre la mauvaise qualité des alimens ;
elle répare les vices d'une nourriture insuffisante et sans vigueur.

3*

« En agriculture, c'est un axiôme vul-
gaire, que huit livres de foin mélangées de
sel valent autant, pour la nourriture des
bestiaux, que dix livres de foin non salées.
(Décret du Gouvernement provisoire.) »

L'ail, le poivre, le sel, ne nourrissent
pas, mais ils prêtent un goût agréable aux
mets les plus fades, ils réveillent l'estomac,
ils donnent du ton à tout le corps; leur
action rappelle l'influence merveilleuse du
plâtre, de la chaux, du marain qui, semé
sur les terrains froids, sur les terrains
fumés avec des engrais froids, accélèrent
la végétation, la poussée des plantes.

Mais la chaux, le plâtre répandus sur
les terrains secs et chauds, semés en trop
grande quantité, brûlent les plantes. De
même l'ail, le poivre, le sel, ne conviennent pas aux personnes sèches, bilieuses,
irritables; employés en trop grande proportion, ils enflamment l'estomac. La
rapidité avec laquelle ces substances mettent la bouche en feu, suffit pour faire
comprendre combien leur abus peut être
nuisible.

Le poivre, l'ail, dissipent les aigreurs,
remédient à la lenteur des digestions,
lorsque ces incommodités viennent de la
paresse, de la faiblesse de l'estomac. Mais
leur usage augmente le malaise qu'on
éprouve après le repas, lorsque les aigreurs, les lenteurs de la digestion ont lieu
par suite de l'irritation, de l'inflammation
de l'estomac.

L'ail, le poivre ont, ainsi que le vinaigre,
l'inconvénient de donner aux malades, aux
convalescens, un appétit trompeur, de les
engager à manger et à boire plus qu'il n'est
convenable. Le vinaigre excite la toux chez
les vieillards, chez les personnes qui ont
la poitrine délicate.

—

Dangers de la ciguë, des champignons,
du vert-de-gris, de l'arsenic.

Le persil, le cerfeuil, ont avec la ciguë
une ressemblance qui a déterminé nombre
d'accidens. Cueillie avec le cerfeuil et le

persil, et mêlée à nos alimens, la ciguë produit des maux de cœur, des vomissemens, des étourdissemens, du délire. On évitera de confondre ces plantes en froissant leurs feuilles entre les doigts. Les feuilles de persil, de cerfeuil, répandent alors une odeur qui plaît, tandis que la ciguë a une odeur désagréable.

Une erreur beaucoup plus dangereuse, puisqu'elle est susceptible d'entraîner la mort, est l'emploi de champignons, de mousserons malfaisans.

Les champignons bons à manger ont un parfum agréable; ils croissent dans les lieux exposés au soleil, sur les gazons. Défiez-vous des champignons dont l'odeur est déplaisante, dont la saveur est poivrée, de ceux qu'on trouve dans les lieux humides, sur les troncs d'arbres, dont la chair est molle, et passe facilement à la couleur bleue lorsqu'on les casse.

Mais ces signes eux-mêmes ne sont pas sûrs; vous ne devrez avoir confiance qu'aux espèces de champignons qui vous auront été indiqués par des connaisseurs. D'autre part, les champignons appartenant aux meilleures espèces, contractent des propriétés nuisibles, lorsqu'on les récolte trop vieux, lorsqu'on les conserve trop longtemps.

Il est une précaution qu'il serait prudent de ne jamais négliger, crainte d'une méprise. Avant d'apprêter les champignons, on devrait les peler, les couper en deux, les laisser séjourner plusieurs heures ou les faire bouillir dans de l'eau vinaigrée. Cette eau que l'on aura soin de jeter enlèverait à des champignons vénéneux une grande partie de leur principe malfaisant.

Ne croyez pas que des champignons soient innocens, parce que vous aurez trouvé sur eux des vers ou des limaces; ces animaux se nourrissent de beaucoup de substances qui sont des poisons pour l'homme. Une cuillère d'argent, mise dans un vase où cuisent des champignons vénéneux, ne prend pas, ainsi que cela a été dit, une couleur noire. C'est encore là une croyance erronée qu'il importe de détruire.

Une autre source d'accidens est l'usage habituel de vases en cuivre. Des alimens cuits dans un poêlon, une casserole, un chaudron en cuivre, étamés mais mal récurés, ont empoisonné des familles entières. Il est de toute prudence de ne jamais conserver des substances liquides ou humides dans un vase en cuivre, de ne pas y laisser refroidir les alimens qu'on y a préparés. L'oubli de cette dernière précaution a souvent été fatale.

Qui n'a pas entendu parler d'enfans, de gens ayant péri empoisonnés, pour avoir mangé des alimens auxquels on avait mélangé, par mégarde, de l'arsenic acheté pour faire périr les rats et les souris.

N'ayez jamais d'arsenic dans votre maison! Mêlez à la pâtée que vous destinez aux rats de la poudre de noix vomique, ou de la pâte phosphorée. Ces substances, que vous trouverez chez le pharmacien, tuent aussi bien les rats que l'arsenic, et ne peuvent jamais donner lieu aux mêmes méprises.

—

*De l'abondance et de la fréquence des repas.
Du régime particulier aux vieillards. De
la conservation des dents.*

En indiquant les propriétés de chaque
genre d'aliment, j'ai essayé de faire connaître à quelles personnes il convenait plus
particulièrement. J'ai insisté sur ce point,
que l'homme au tempérament froid, que
l'homme qui habite un pays froid et humide, que l'homme qui travaille beaucoup,
a besoin d'une alimentation nutritive et
excitante, c'est-à-dire toute autre que celle
qui réussit aux personnes délicates, irritables, menant une vie sédentaire. Aux
terrains froids, humides, aux terrains
qu'on ne laisse jamais reposer, ne faut-il
pas d'autres engrais qu'aux terrains secs,
chauds ou peu fatigués?

Que mes conseils, cependant, ne soient
pas suivis trop rigoureusement. Que chaque
personne, écoutant sa propre expérience,
ne se prive pas d'une nourriture qu'elle a
reconnue lui être utile; que chaque per-

sonne se garde des mets qui l'ont incommodée. Il faut prendre conseil de son goût, de son plaisir; ce qui excite de la répugnance ne profite pas.

Que chaque personne consulte également son appétit, quant à l'abondance des alimens, quant à la fréquence des repas. Qu'elle mange peu et à des intervalles éloignés, qu'elle s'abstienne de manger, lorsque la nourriture lui pèse sur l'estomac; mais qu'elle ne craigne pas de faire trois, quatre, cinq repas, de faire des repas abondans, lorsque son appétit l'y engage et que ses digestions s'accomplissent parfaitement.

Les enfans, les jeunes gens qui prennent de l'accroissement, les cultivateurs qui travaillent continuellement, éprouvent le sentiment de la faim dès leur réveil, *ils ont l'appétit ouvert de grand matin;* une nourriture copieuse, des repas fréquens leur sont nécessaires. Il serait même à désirer que dans les pays marécageux, le cultivateur ne sortît jamais à jeun, surtout à l'époque des fièvres, pendant les mois de

juillet, août et septembre. Le vide de l'estomac prédispose à la fièvre tremblante.

Chez les cultivateurs, chez les jeunes
gens, les digestions se font très-promptement; les alimens séjournent long-temps
au contraire dans l'estomac des gens oisifs,
dans celui des vieillards. Que leurs repas
soient moins copieux, sinon moins fréquens. Le soir, les vieillards ne devraient
manger que très-peu, ne devraient manger
que des alimens légers. Bien des gens âgés
qui toussent toute la nuit, qui sont op-
pressés, qui ne dorment pas, sont redevables
de ces malaises à des excès de nourriture.

Que les vieillards choisissent les mets
les plus tendres, qu'ils mangent avec lenteur; le manque de dents, en rendant leur
mastication difficile, leur fait une loi d'y
consacrer plus de temps.

Toute personne d'ailleurs doit mâcher
avec soin; broyés et divisés par les dents,
ramollis par la salive, les alimens se
prêtent plus facilement à l'action de l'estomac que les morceaux avalés à la hâte.

Que la mastication soit opérée par toutes
les dents à la fois; lorsqu'on ne mâche que

d'un côté, les dents de ce côté se recouvrent d'une espèce de craie qui irrite les gencives, les enflamme, les ulcère, amène la puanteur de la bouche. Une dent cariée, gâtée, rend-elle la mastication douloureuse? qu'elle soit arrachée. La carie se communique souvent d'une dent à une autre.

Les alimens introduits trop chauds dans la bouche, la soupe avalée bouillante, altèrent les dents, surtout lorsqu'on boit en même temps de l'eau très-froide. Evitez de vous servir de vos dents pour briser les corps durs; ne les nettoyez pas avec la pointe de votre couteau.

Que l'heure des repas soit celle de la causerie, des gais propos, des rires joyeux. *Les morceaux caquetés se digèrent mieux.* Loin de la table les pensées tristes, les discussions pénibles.

CHAPITRE IV.

DU JEÛNE.

———

Une nourriture saine et abondante est nécessaire à la santé et au bien-être des familles. Si les bestiaux sont petits et peu vigoureux dans les pays qui ne renferment que de maigres pâturages, les hommes sont également peu robustes là où ils ont une nourriture insuffisante.

L'observation du jeûne, lequel est imposé par la religion chrétienne pendant le Carême, les Quatre-Temps, etc., est-il donc nuisible? Elle le serait certainement si elle était imposée à tout le monde sans distinction d'âge, de santé, d'occupations. Mais l'Eglise, en mère bonne et intelligente, n'ordonne pas le jeûne aux jeunes gens qui prennent de l'accroissement, aux malades, aux hommes livrés à des travaux fatigans, aux gens peu aisés, à ceux qui n'ont pas de quoi faire au moins un bon repas.

Imposé aux personnes bien portantes, qui ne se livrent pas à des travaux pénibles, qui ont habituellement une bonne nourriture, le jeûne n'est plus qu'une légère privation, ayant le plus souvent un résultat utile pour leur santé et leur bonheur.

Le Carême a lieu à la fin de l'hiver; durant cette saison, on travaille moins, on se repose davantage. Les humeurs et le sang s'épaississent, et lorsque le printemps vient les mettre en mouvement, ils nous menacent d'une foule de maladies, les esquinancies (mal de gorge), les pleurésies, les lombagos, les étourdissemens, etc. Le jeûne du Carême prévient tous ces maux.

N'est-il pas préférable de diminuer d'avance la source du sang et des humeurs par le jeûne, que d'avoir à en évacuer le trop-plein au printemps par des saignées, par des purgatifs. Ne vaut-il pas mieux prévenir les maladies par quelques jours de diète, d'abstinence, que de s'exposer aux souffrances qu'elles entrainent.

Une nourriture abondante, la viande des animaux, laquelle est plus stimulante au printemps, donnent de la force, de l'énergie à nos passions; et, je le demande, les plus grands ennemis de notre bonheur ne sont-ils pas nos passions?

Si tous les chrétiens observaient la loi du jeûne, si en même temps ils remplissaient le devoir que l'Eglise leur recommande plus particulièrement pendant le Carême, *celui de distribuer aux pauvres le surplus de leur table, la valeur des alimens dont ils se sont privés*, que de misères seraient soulagées! Si le jeûne donnait aux riches une légère idée des souffrances endurées par ceux qui ont faim, peut-être seraient-ils plus accessibles à la pitié, peut-être seraient-ils plus charitables? Aveugles, cent fois aveugles, ceux qui blâment l'institution du jeûne! Bien compris, le jeûne est un impôt souscrit au profit des pauvres par ceux qui ont le superflu?

L'Eglise pousse la sollicitude pour nous jusqu'à défendre le jeûne à ceux qui sont occupés de travaux utiles au service de

Dieu, au service du prochain, à ceux qui servent les malades. « Cette dernière peine, dit saint Jérôme, vaut mieux aux yeux de Dieu, que celle du jeûne. » Elle défend les jeûnes excessifs, immodérés, qui, selon cet homme vénéré, ôtent au corps la force de servir Dieu, de remplir les devoirs imposés par la charité.

—⚬—

CHAPITRE V.

L'INCONDUITE EST UNE SOURCE DE MALADIES.

———

L'observation des lois de la religion chrétienne nous assure non-seulement un bonheur éternel, le bonheur des cieux; elle tend encore à faire notre bonheur sur cette terre. C'est ainsi que la religion, en nous donnant la force de résister à nos passions, à nos penchans vicieux, nous met à l'abri d'une foule de maladies.

« Toute chair, dit la Bible, est sujette aux accidens, et le pécheur sept fois plus que les autres. » Il n'est pas, en effet, un seul péché nuisible à l'âme qui ne le soit également au corps. J'en prendrai à témoin les funestes effets des sept péchés capitaux.

Gourmandise. Les indigestions, les maux d'estomac, le cours de ventre, sont des châtimens ordinaires de la gloutonnerie. Et à combien d'autres maux l'ivrognerie n'entraîne-t-elle pas?

Bu avec modération, le vin donne à l'estomac une douce chaleur, l'appétit est aiguisé, le corps est plus vigoureux, plus dispos, l'esprit est plus gai, plus bienveillant. Mais le vin est-il bu avec excès, le visage rougit, les jambes vacillent, la bouche grimace et ne peut retenir la salive. On devient bavard, indiscret, insolent, batailleur. La nuit et le lendemain se passent en dégoûts, en nausées, en vomissemens, en maux de tête. « Le vin, dit l'Ecriture-Sainte, a été créé pour la joie de l'homme, mais malheur à celui qui s'abandonne à l'ivresse. »

L'ivrogne d'habitude s'abrutit; à force de perdre sa raison dans le vin, il finit par ne plus la retrouver; les maisons de fous sont peuplées d'ivrognes. La figure de l'ivrogne rougit, se couvre de boutons, sa langue balbutie, ses mains tremblent, son estomac ressent le fer chaud, il devient oppressé, faible, paresseux, ses jambes enflent et il meurt avant le temps. « Les enfans des parens adonnés aux liqueurs fortes sont inférieurs pour la force et pour la santé aux autres enfans. Ils ont la vue plus faible, l'intelligence moins développée, ils sont plus irritables, ils soutiennent moins bien les maladies de leur âge et les intempéries des saisons. » Les funestes effets de l'ivrognerie sur les enfans réalisent cette parole de l'Ecriture : « Les fautes des pères seront punies dans les enfans. »

La luxure. Quels plus horribles maux que ceux qu'on contracte au milieu des plaisirs défendus par la morale, par la pudeur ! Les plaies les plus hideuses, la lèpre, etc., peuvent être les résultats d'une minute d'égarement. Ai-je besoin de parler de ces jeunes gens qui, par des plaisirs secrets, honteux, dégoûtans, ruinent leur santé, leurs forces, leur raison, et finissent par devenir poitrinaires, épileptiques ! Parlerai-je de ces jeunes filles que leur conduite flétrit, déshonore, de ces filles qui s'exposent aux dangers de la mort, de la prison, par suite de manœuvres crimi-

4

nelles employées pour cacher le résultat d'une faute.

Paresse. L'oisiveté est, dit-on, la mère de tous les vices ; elle entraîne à l'ivrogne-rie, à la luxure, elle expose aux maux qui en sont le résultat. Elle est nuisible encore, parce que les gens paresseux sont malpro-pres, et que les gens malpropres sont rarement bien portans. Le scorbut, les dartres, les furoncles, les humeurs froides, sont le partage ordinaire des gens qui vivent dans la malpropreté. La paresse produit la misère, et la misère tue le corps par les privations.

La colère. Si l'épilepsie (le mal caduc, le haut mal) est parfois causée par la peur, elle apparaît bien souvent à la suite d'un accès de colère. Il en est de même des convulsions, de la jaunisse, des attaques d'apoplexie.

Orgueil. Que les jeunes filles de la ville deviennent poitrinaires à force de se serrer la taille, celles de la campagne n'ont pas cette sotte vanité. Le paysan se glorifie d'une belle moisson, d'une famille saine et honnête de père en fils, orgueil juste, légitime, qui a toute ma sympathie. A la campagne, l'orgueil ne donne pas lieu à des maux nombreux. Cependant n'est-ce pas par orgueil, qu'au cabaret, alors que la susceptibilité est augmentée par le vin, on s'offense du moindre mot, on se livre à ces rixes, à ces batailles, où plus d'un malheureux reçoit le coup de la mort? N'est-ce pas par orgueil que des gens, se flattant d'être bons buveurs, boivent tant et tant qu'ils tombent ivres, souvent pour ne plus se relever.

L'avarice. Que les chambriers, que les journaliers, boivent de l'eau, mangent du mauvais pain, travaillent de manière à se rendre malades, hélas! à eux n'en est pas la faute. Mais qu'un riche campagnard, afin d'agrandir ses champs, économise sur sa nourriture au point de compromettre sa santé, qu'il demeure dans une maison malsaine! c'est là une avarice blâmable.

N'est-ce pas aussi par avarice que le paysan, au lieu de faire appeler un médecin lorsqu'il tombe malade, laisse sa maladie prendre racine, s'aggraver par le défaut de soins et de bons conseils? Quelle maladie est plus terrible que le mal de poitrine? Eh bien, cette affection est presque toujours la conséquence d'un rhume négligé. Quelle maladie remplit plus abondamment les cimetières de la Bresse, de la Sologne, que l'enflure de la rate, l'hydropisie? Eh bien! dans les pays marécageux, l'enflure de la rate et l'hydropisie sont presque constamment les suites d'une fièvre négligée, d'une fièvre qui, traitée à son début, aurait probablement été guérie en peu de jours.

Envie. Des enfans tombent malades, languissent, parce que leurs parens aiment, caressent davantage leurs frères ou leurs sœurs. N'est-il pas des grandes personnes aussi peu raisonnables? Les belles récoltes et la réussite de leurs voisins, la parure de leurs voisines, les empêchent de manger, de dormir. Elles *sèchent d'envie;* l'envie est pour elles un ver rongeur qui les rend pâles, maigres et jaunes. « Le seul bien que fasse l'envie, disait Simon de Nantua, c'est de faire périr l'envieux. »

C'est ainsi que les maladies continuent à être envoyées à l'homme en punition du péché. Dieu avait créé le premier homme immortel, exempt de maux et de maladies. Adam désobéit à Dieu, Dieu le punit, nous apprend l'Ecriture-Sainte, en le rendant sujet à toutes les misères, à la maladie et à la mort.

« Il y a une telle liaison, dit le *Livre des jeunes apprentis* (1), entre notre condition éternelle et notre condition présente, que rarement on se damne pour l'autre vie, sans se ruiner de corps, de santé et de fortune en celle-ci. »

(1) Ouvrage publié par la *Bonne année*, bibliothèque populaire et catholique. L'*Hygiène des campagnes* devait faire partie de cette collection de traités élémentaires.

CHAPITRE VI.

DES VÊTEMENS.

La Providence qui a donné à la plupart des animaux, pour les préserver du froid, des enveloppes garnies de poils, de laine ou de plumes, a fait preuve d'une haute sagesse en laissant à l'homme le soin de se vêtir. L'homme peut ainsi modifier ses vêtemens, se couvrir ou se découvrir, selon la chaleur du pays où il vit, selon son état de santé ou de maladie, selon ses momens d'activité ou de repos. Avec quel plaisir le travailleur ne se débarrasse-t-il pas d'une partie de ses vêtemens avant de se livrer à un labeur dur et pénible.

La nature des vêtemens doit être subordonnée aux saisons. Ils doivent être chauds en hiver, légers et frais pendant l'été.

Mais dans nos climats où nous passons du chaud au froid du soir au matin, il ne faut quitter les habits d'hiver que lorsque la température chaude est bien établie. Ne dites pas : Je prendrai mes habits d'hiver à la Toussaint, mes habits d'été à Pâques; consultez la chaleur du moment.

N'abandonnez pas tout d'un coup vos habillemens d'hiver, quittez-les peu à peu; les animaux qui muent au printemps ne perdent que graduellement leurs poils et leurs plumes.

La chaleur des vêtemens, leur commodité, varient selon leur forme; elles varient selon les matières dont ils sont composés.

Les toiles de chanvre ou de lin sont très-fraîches; imbibées par la sueur ou par la pluie, elles se sèchent rapidement; mais elles exposent davantage aux dangers du froid humide, aux dangers d'un refroidissement subit.

Les toiles de coton sont moins fraîches que celles de chanvre; mouillées par la

sueur du corps ou par la pluie, elles se
refroidissent moins vite. C'est à tort qu'on
regarde le coton comme peu sain ; ce préjugé vient de ce que chez les personnes qui
ont des dartres, des démangeaisons à la
peau, de l'inflammation au nez, il augmente
la chaleur et l'irritation.

Les vêtemens de laine sont ceux qui
conservent le mieux la chaleur du corps,
ils ne permettent pas que la sueur se refroi-
disse. Des cultivateurs ont coutume, pour
se garantir contre le froid de l'hiver, de
porter deux vestes de toile, deux pantalons
de toile. Une seule veste ou un seul pantalon de laine seraient plus chauds et plus
commodes. Les habillemens de laine sont
préférables à tout autre dans les pays humides ou marécageux. Ils sont traversés
moins facilement par la pluie et les brouillards.

Portée sur la peau, la laine augmente la
transpiration ; aussi est-elle salutaire contre
les rhumes anciens, contre les douleurs de
rhumatisme ; mais quand on en a contracté

l'habitude, il est dangereux d'y renoncer.
Cependant, si on ne porte que depuis peu
de temps un gilet, une chemisette en laine
(en flanelle), si on les a pris pour détruire
un rhume, une douleur, on peut en cesser
l'usage quand on est guéri. Seulement
il convient de ne les quitter que pendant
les grandes chaleurs, et de porter ensuite
pendant deux ou trois semaines un gilet ou
une chemisette de coton un peu épais. Les
tissus épais sont plus chauds, à poids égal,
que les tissus serrés.

A l'exemple de nos pères qui se cou-
vraient la tête de bonnets appelés *capuchons*,
les habitans de la Bresse et de plusieurs
autres contrées ne portent encore que des
bonnets, en laine pendant l'hiver, en coton
pendant les autres saisons. Cette coiffure
ne protège ni contre la pluie, ni contre le
vent du nord, ni contre le soleil; elle n'est
convenable que dans l'intérieur des habitations, et seulement pour les personnes
que l'âge a privées de leurs cheveux, pour
celles qui viennent d'être malades. Les

4*

hommes jeunes, bien portans, ayant la
tête protégée par la chevelure, peuvent se
passer, dans la maison, de bonnets ou de
chapeaux. Lorsqu'ils sont livrés aux occupations du dehors, lorsqu'ils sont exposés
aux rigueurs du froid ou aux ardeurs du
soleil, la meilleure coiffure est le chapeau
de feutre pendant l'hiver, le chapeau de
paille pendant l'été. La casquette convient
en toute saison.

Les femmes du Bugey se servent, durant
les chaleurs, de chapeaux de paille à larges
bords, je voudrais que cet usage fût adopté
par toutes les femmes de cultivateurs.
Beaucoup de faneuses et de moissonneuses
sont attaquées par la fièvre inflammatoire
(fièvre chaude), par les maux de tête,
pour avoir travaillé sans chapeau à l'ardeur
du soleil. C'est un coup de soleil qui,
pendant la récolte des orges, tua Manassès,
époux de Judith; « car comme il était,
dit l'Écriture-Sainte, auprès de ceux qui
liaient les gerbes aux champs, la chaleur lui
donna sur la tête, il se mit au lit et il
mourut. »

Les cravates trop serrées, trop chaudes, rendent la tête pesante, prédisposent aux étourdissemens; les cravates dures, inflexibles, comme les cols de militaires, font venir des glandes au cou. Si la mode vous impose la cravate, portez-la flexible, peu chaude, lâchement nouée. Que pendant l'été elle ne fasse qu'un seul tour autour du cou. Si vous êtes en sueur, gardez-vous, crainte des maux de gorge, de l'enlever en entrant dans un lieu frais.

La chemise est maintenant un des premiers besoins de la vie; n'avoir pas de chemise est regardé comme le dernier degré de la pauvreté. La chemise est surtout nécessaire à la campagne où l'on prend rarement de bains; elle se charge de la sueur et de la crasse de la peau. Aussi, à l'époque des grands travaux, lorsque la transpiration est plus abondante, est-il utile de prendre une chemise propre deux fois la semaine, au lieu de ne la renouveler que le dimanche?

Des personnes ont une chemise pour la

nuit et une pour le jour, de manière que l'humidité du linge qu'elles quittent s'évapore au lieu de s'altérer. C'est une pratique salutaire.

Les médecins conseillent de ne jamais conserver sur soi une chemise mouillée de sueur. Cette précaution, que les cultivateurs auraient grande peine à observer, n'est de rigueur que pour les gens à poitrine délicate, pour les rhumatisans. Bornez-vous, lorsque vous êtes en sueur, à ne pas vous exposer à un courant d'air frais, à ne pas vous reposer dans un lieu froid et humide. Quand, votre travail fini, vous revenez le soir à la maison, remettez votre veste ou votre blouse, au lieu de la remporter perchée sur vos outils.

Lorsqu'une chemise a été mouillée par la pluie, il est essentiel de la changer, parce que l'air, rendu lui-même froid et humide par l'eau tombée du ciel, amène plus facilement un refroidissement dangereux.

Les paysans âgés ou routiniers fixent

encore leur pantalon, en serrant avec force
la ceinture, laquelle, en prenant son point
d'appui sur les hanches, presse de haut
en bas le ventre et les intestins. Le pantalon aide alors à la production des her-
nies, *rompures* ou *descentes*. Les bretelles
ôtent au pantalon cet inconvénient. Il con-
vient.qu'elles soient peu tendues, qu'elles
soient élastiques, en laine ou en coton
tricotés.

Puisque les mots de hernie, rompure ou
descente, se sont trouvés au bout de ma
plume, je mettrai à profit cette occasion
pour engager les personnes, ayant pareille
infirmité, à porter un bandage. Un bandage
empêche la hernie de devenir volumi-
neuse au point de les fatiguer plus tard
pendant la marche ou le travail.

Une mode gênante, dont les femmes de
la campagne ne sauraient trop s'abstenir,
est celle des corsets. A quoi attribuer la
figure pâle, la faiblesse, la mauvaise poitrine des *demoiselles* de la ville, si ce n'est
au corset, cette cuirasse garnie en avant

par un busc ou lame de fer, sur les côtés par des baleines. Mieux vaut avoir la taille large que ces tailles de guêpe que l'on paie par une foule de souffrances. Que les femmes de la campagne conservent à leur robe un corsage peu serré, court et élevé ! Lorsque la ceinture de la jupe est placée trop bas, elle comprime la poitrine dans la partie qui se dilate le plus pour recevoir l'air, elle gêne l'estomac pendant la digestion, elle coupe le ventre en deux quand on se baisse. De là des étouffemens, des suffocations, des indigestions, etc.

Que les femmes attachent leurs jarretières de préférence au-dessus du genou où les veines plus profondes sont protégées par l'épaisseur des chairs. Qu'elles emploient, non pas des cordes, des ficelles, des chevillières, mais des cercles élastiques, des jarretières en laine ou en coton tricotés. Les jarretières trop dures, trop serrées, surtout si elles sont placées au-dessous du genou, amènent le gonflement des veines de la jambe, par l'obstacle qu'elles apportent au passage du sang ; elles déterminent des varices ou veines rompues.

Les bas et les chaussettes conservent la chaleur de la jambe et du pied ; rendant moins dur le contact du soulier et du sabot, ils s'opposent à la venue des cors et des durillons, ou bien ils les rendent moins douloureux. Changés souvent, ils entretiennent la propreté des pieds dont ils absorbent la sueur. Les individus chez lesquels la transpiration des pieds est abondante, répandent une mauvaise odeur ; ils sont sujets aux gerçures, s'ils ne portent pas des chaussettes ou des chaussons, s'ils ne les renouvellent pas souvent.

Le renouvellement fréquent des bas, chaussettes ou chaussons, les bains de pieds dans de l'eau tiède, sont les seuls moyens que l'on doive employer pour rendre moins désagréable la transpiration des pieds. Ne faites rien pour vous en débarrasser ; cette suppression pourrait vous être funeste. Elle a lieu parfois subitement, lorsque, cessant de marcher, on garde des chaussettes mouillées ; lorsque, étant en

sueur, ou trempe les pieds dans de l'eau
très-froide ; elle donne alors lieu à l'enchi-
frènement, aux maladies des yeux, aux
coliques, aux rhumes, etc.

Que les gens qui ne se servent pas de bas
ou de chaussettes, se nettoient souvent les
pieds avec de l'eau tiède.

Les campagnards chaussent ordinairement, et avec raison, des sabots ou des
souliers à semelles épaisses. Que les chaussures, sabots ou souliers, soient peu
étroits, à talons peu élevés ; le manque de
largeur, la hauteur de talons, rendent la
marche pénible, amènent les cors, les
ognons, le chevauchement des doigts. Que
le cuir des souliers soit enduit de graisse ;
la graisse empêche le cuir de se racornir,
de se durcir, de blesser les pieds ; en outre,
l'*humidité ne prend pas sur la graisse.*

Que les enfans ne vaguent pas dans les
pâturages humides, les jambes et les pieds
nus ! Des sabots et des chaussons seraient
pour eux des préservatifs contre la fièvre.

Que les ouvriers qui travaillent dans les

marais, les prés marécageux, se munissent
de longues bottes ou de sabots recouverts
de longues tiges de cuir huilées ou grais-
sées.

CHAPITRE VII.

DU SOMMEIL ET DU COUCHER.

Le sommeil est pour l'homme d'un prix inestimable ; pendant le sommeil de la nuit, notre corps, affaibli par les fatigues de la journée, retrouve sa vigueur ; notre esprit oublie ses ennuis.

Le travailleur a besoin chaque jour, pour retremper ses forces, de six à sept heures de sommeil. Les gens qui dorment davantage deviennent lourds, nonchalans ; mais ce n'est point par la paresse que pêche le cultivateur. Le travail est pour lui un plaisir ; « malade, son regret le plus tourmentant est de ne pouvoir suivre ses bœufs qu'il entend mugir au dehors ; et quand la neige, la pluie, l'emprisonnent à la ferme, il ne soupire qu'après le temps des labours. » Aussi à l'époque des fenaisons, des moissons, il passe le jour dans les champs, il soigne son bétail pendant la nuit, il s'use en travaillant au-delà de ses forces; il se rend malade en ne donnant pas assez de temps au sommeil.

Même accident arrive parfois aux femmes qui veillent plusieurs nuits de suite auprès d'un mari alité, auprès d'un enfant malade. Elles devraient, se réservant de leur rendre le même service en semblable circonstance, prier leurs voisines de les remplacer chacune à son tour. Une nuit passée sans sommeil de loin en loin fatiguerait peu ces dernières; il leur resterait le plaisir d'avoir été utiles. Mais que reste-t-il à ces jeunes gens, à ces pères de famille qui, les jours de fête ou de marché, semblent prendre racine au cabaret où ils se gorgent de vin, d'eau-de-vie et de liqueur? Que leur reste-t-il le lendemain de ces nuits de débauche? De la lassitude, des pesanteurs de tête, l'ennui d'avoir perdu leur argent.

Les ténèbres, le silence, l'exemple de presque tous les êtres vivans, montrent que la nuit est le temps du repos. Le sommeil du jour ne délasse pas comme celui de la nuit. Cependant, lorsqu'on a veillé, il est avantageux de se reposer dans la journée. Durant l'été, lorsque les grandes chaleurs invitent à dormir, quelques heures données au repos, dans l'après-dinée, ne sauraient être nuisibles.

Gardez-vous toutefois de dormir exposés à un courant d'air froid, sur le bord d'un marais, la tête nue et exposée au soleil; gardez-vous de dormir étendus sur la terre humide. C'est pendant le sommeil qu'on contracte le plus facilement les rhumatismes et les autres maladies dues au froid humide.

Les hommes, comme les animaux, sentent le besoin de se coucher lorsqu'ils ont envie de dormir; les animaux s'étendent sur la terre, sur l'herbe, sur la mousse; les hommes ont inventé les lits pour se mettre à l'abri du froid et de l'humidité.

La composition des lits la plus convenable consiste en une couchette en fer ou

en un bois de lit, ayant des pieds d'une
élévation suffisante pour isoler la paillasse
du sol, en une paillasse remplie de fougère,
de feuilles de maïs ou de paille, en un ou
deux matelas de crin ou de balles d'avoine
(vayole), un traversin de plumes, mieux
de balles d'avoine; deux draps, et enfin en
une ou deux couvertures.

Les matelas de plumes et même ceux de
laine affaiblissent le corps en augmentant
la transpiration, en habituant à la mollesse;
ils peuvent pourtant être permis aux gens
âgés qui sont plus sensibles au froid. Un
oreiller est un luxe inutile, si ce n'est pour
les malades, pour les personnes qui ne
peuvent respirer que la poitrine élevée,
pour celles qui sont disposées à avoir le
sang porté à la tête. Que dans ce cas les
oreillers soient en balles d'avoine.

Secouez chaque jour les draps, les couvertures, les matelas; exposez-les à l'air;
remuez la paillasse, et pendant cette opération, tenez les fenêtres de la chambre
ouvertes. Chaque année, rebattez, refaites

les matelas et la paillasse, lavez-en la toile,
non pas pour rendre le lit plus doux, mais
pour le débarrasser des impuretés que votre
corps y a laissées.

Ayez recours à ces mêmes soins, lorsqu'un malade a séjourné quelque temps
dans un lit. Ce mois-ci, j'ai soigné un jeune
garçon qui avait la petite-vérole ; il avait
contracté cette maladie pour avoir couché
dans un lit ayant servi à une personne qui
en était atteinte. Coucher avec un malade
n'est pas un acte prudent; les malades, les
personnes malsaines, communiquent leurs
humeurs à ceux qui se portent bien.

C'est une précaution décente d'entourer
les lits de rideaux dans les chambres où
couchent plusieurs individus. Seulement,
ayez soin, afin que l'air que vous respirez
puisse se renouveler, que les rideaux ne
soient pas fermés de tous les côtés. Détrui-
sez ces ciels de lits, ces couvercles en bois,
qui font du lit une espèce de boîte malsaine.

Que chaque lit ait un vase de nuit; il

devra être vidé et passé à l'eau tous les matins. Meuble utile, un vase de nuit vous évitera l'ennui de sortir pendant la nuit pour la moindre nécessité. Si vous êtes pressés d'un grand besoin, ne vous exposez pas au froid, sans vous être habillés, sans avoir pris une chaussure. La pleurésie, le mal de dents, n'ont souvent pas d'autre cause que ce manque de prudence.

Qu'une ruelle, un espace suffisant, séparent le lit du mur ; bien des personnes qui souffrent d'un rhumatisme sciatique en ont été atteintes pour avoir couché près d'un mur humide, d'un briquetage nouvellement construit. Ne couchez pas dans une alcôve obscure, dans une chambre où l'on éprouve en entrant une sensation de fraîcheur désagréable, dans une chambre enfin dont les murailles offrent des moisissures, ou sont adossées à un terrain humide. De pareilles demeures aident au développement du scorbut, du rhumatisme, même des humeurs froides.

Les jeunes gens doivent s'accoutumer à

coucher la tête nue ou légèrement couverte.
Cette excellente habitude est le moyen
d'éviter les maux d'yeux, de gorge, de
dents, qui surviennent lorsqu'une personne, ayant contracté l'habitude d'avoir
la tête couverte, se découvre durant son
sommeil. En se couvrant trop la tête,
comme le font les femmes de la campagne
avec leurs jupons, on s'expose aux coups
de sang. En gardant au lit ses habillemens,
vestes, pantalons, caleçons; en conservant
des liens autour du corps, tels que jarretières, cravates, on s'expose aux étourdissemens, aux rêves pénibles.

L'usage de chauffer les lits doit être
laissé aux gens délicats, aux malades et
aux vieillards, à moins qu'on ait à se coucher dans un appartement inhabité depuis
quelque temps, dans des draps tirés d'un
placard humide.

—☙—

CHAPITRE VIII.

DES SOINS DE PROPRETÉ.

Vous n'ignorez pas combien la propreté
est utile aux animaux. Les chevaux qui
sont bien étrillés sont plus vifs, plus gais,
plus forts, plus fringans, que ceux qui
sont bien nourris, mais mal étrillés.

La propreté n'est pas moins essentielle à
la santé de l'homme. C'est à travers la
peau, par la sueur, par la transpiration,
que les humeurs nuisibles sortent du corps.
La peau est-elle couverte de crasse, ses
pores ou ouvertures sont bouchés, les humeurs restent dans le sang et donnent lieu
aux maladies. La malpropreté peut aussi,
en irritant la peau, produire les dartres,
les furoncles.

Ne laissez aucune partie de votre peau

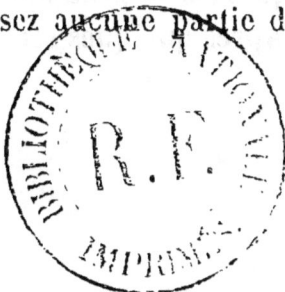

5

se couvrir de crasse. Lavez-vous chaque jour le visage et les mains; vous accomplirez ce soin avec plaisir, lorsque vous en aurez contracté l'habitude.

Lavez souvent les enfans, lavez-leur tout le corps avec un linge mouillé d'eau tiède. A mesure qu'ils se fortifient, diminuez peu à peu la chaleur de l'eau, de manière à les laver avec de l'eau froide lorsqu'ils auront atteint l'âge de quatre à cinq ans. Deux précautions sont alors à observer : la première, de procéder au lavage avec rapidité; la deuxième, de ne pas les laver lorsqu'ils sont couverts de sueur ou bien aussitôt qu'ils sont réveillés, mais une demi-heure après, lorsqu'ils ont eu le temps de perdre la chaleur du lit. Endurcis par les lavages fréquens, les enfans sont à l'abri des rhumes, du croup, ils grandissent pleins de force et de santé.

Pendant l'été, faites-les baigner dans un seau d'eau chauffée au soleil. Soumettez à ces bains les enfans noués, aux jambes frêles et flasques, à la peau blâfarde, à la mine triste. Après quelques semaines vous

les reverrez ayant les jambes fermes, la
peau rosée, et le visage souriant aux
moindres agaceries.

« Selon un proverbe, les gens de la
campagne ne prennent un bain que lorsqu'ils tombent dans l'eau. » C'est une coutume qui apporte un grand préjudice à
leur bien-être. Lorsque vous avez le corps
rompu par une longue marche, par le
travail, lorsque votre peau est échauffée,
couverte de boutons, rien ne vous serait
plus salutaire qu'un grand bain. A défaut
de baignoire, vous pourriez vous servir
d'un cuvier, d'un tonneau défoncé.

Ayez de temps en temps le soin de vous
laver les pieds. Nos pères ne portaient pas
de chaussures, mais ils se lavaient réguliè-
rement les pieds chaque soir.

En été, il vous serait facile de prendre
des bains de rivière ; bienfaisans, même
pendant la canicule, les bains froids donnent de la fraîcheur et du ton à la peau ;
ils augmentent l'appétit ; ils préviennent
les sueurs trop abondantes. N'entrez dans
l'eau que lorsque deux heures et demie à

trois heures se seront écoulées depuis votre dernier repas, lorsque vous ne serez pas en sueur. N'y restez pas en repos, mais donnez-vous du mouvement.

Sortez de l'eau, lorsqu'après avoir recouvré votre chaleur vous sentez de nouveau que le froid vous gagne, lorsque vous éprouvez des frissons (frelins). Essuyez-vous et habillez-vous rapidement.

Les grands bains ne doivent jamais être pris dans les étangs, dans les rivières où l'on fait rouir du chanvre. Que les personnes sujettes aux oppressions, aux étouffemens, aux crachemens de sang, aux étourdissemens, aux battemens de cœur, s'abstiennent des bains froids.

Il est encore d'autres soins de propreté qui méritent de vous être recommandés.

Nettoyez-vous, peignez-vous la tête plus souvent que vous n'en avez l'habitude. Êtes-vous dans l'intention de vous faire couper les cheveux, de vous faire raser une longue barbe, ne consultez pas l'almanach, mais choisissez un jour sec et chaud. Choisir pour cette opération un

temps froid et humide serait aussi peu
raisonnable que de quitter un vêtement
chaud par un temps froid et pluvieux.

Vous ne vous nettoyez jamais la bouche,
aussi le scorbut est-il fréquent parmi vous.
Etes-vous prédisposés à cette affection,
lavez-vous la bouche après chaque repas
avec de l'eau fraîche, à laquelle vous aurez
ajouté quelques gouttes d'eau-de-vie ou de
vinaigre.

Bien des paysans deviennent sourds, les
oreilles leur sonnent, parce qu'ils ont laissé
s'accumuler dans ces organes, se durcir,
une espèce de crasse, laquelle, pour em-
prunter votre manière de la désigner, a la
consistance et la couleur du miel. Vous
indiquer cette cause de la surdité, c'est
vous apprendre que le moyen de la guérir,
de la prévenir, est la propreté des oreilles.

Les ongles des doigts de pieds coupés
trop courts, arrondis, exposent à cette
infirmité douloureuse, connue sous le nom
d'*ongle entré dans les chairs.* Coupez les
ongles des doigts de pieds un peu longs et
carrément.

—◈—

CHAPITRE IX.

DES MALADIES CONTAGIEUSES.

———

Petite-vérole, scarlatine, rougeole, fièvre typhoïde, teigne, gale, rage, morve, charbon, etc.

Plusieurs des maladies qui affligent l'espèce humaine sont susceptibles de se transmettre par contagion, en d'autres termes, d'être communiquées à un individu bien portant par un individu malade. Laisser sans secours une personne atteinte d'une maladie contagieuse serait un acte cruel, barbare, irréligieux, que rien n'excuserait. Mais il est convenable que les gens qui ne peuvent pas être utiles aux malades ne s'exposent pas sans nécessité à la contagion; il est prudent que les gens qui leur donnent des soins prennent, pour

se préserver de ces maladies, toutes les
précautions reconnues efficaces.

La gale est une des maladies contagieuses
les plus répandues. Le premier moyen
d'éviter cette affection si ennuyeuse, si
dégoûtante, est de ne pas coucher avec un
galeux, avec des inconnus, et, lorsqu'on
voyage, de ne coucher que dans des lits
dont on a fait changer les draps.

Ne serrez pas la main à un galeux; ne
touchez ni à ses vêtemens, ni à ses outils.
Etes-vous obligés de vous en servir, désin-
fectez-les. Pour cela, lavez les outils avec
de l'eau de chaux, de l'eau ayant bouilli
avec des cendres; lessivez ses draps, ses
chemises; étendez ses vêtemens sur des
perches, et soumettez-les à la fumée de la
fleur de soufre jetée sur un réchaud allumé.

La gale des animaux se communique-
t-elle à l'homme? Cette transmission a
rarement lieu, mais il suffit que cet accident
ait été observé pour que je vous engage à
éviter de toucher les animaux galeux.

Ne portez jamais le bonnet, le chapeau, n'employez pas les peignes ou tout autre objet, ayant été en contact avec la tête d'un teigneux (personne affectée de la râche).

Des hommes ont eu le menton ou les joues recouverts de boutons hideux, de croûtes, parce qu'on leur avait fait la barbe avec un rasoir malpropre, ou parce que leur visage avait été en rapport avec des draps ayant servi à des personnes atteintes de dartres. Ne souffrez donc pas que votre barbier emploie un rasoir ou des linges malpropres. Ne portez pas à votre bouche un verre, une cuillère, ayant été employés par une personne ayant des boutons, même ceux produits par la jetée de la fièvre. Il est des dartres qui se propagent d'un individu à un autre; il en est également qui passent des animaux à l'homme.

Ne permettez pas que votre femme prenne un nourrisson de la ville, de la Charité, sans qu'il ait été examiné par un médecin. Les enfans contractent quelquefois *le mau-*

vais mal dans le sein de leurs mères, et ils le donnent à leurs nourrices qui ont ensuite bien de la peine à s'en débarrasser.

Le mal de poitrine n'est pas contagieux dans nos pays; je crois cependant qu'il y aurait du danger à coucher avec un poitrinaire dont les sueurs inondent le lit, et à porter des vêtemens qui auraient été imprégnés de sa sueur.

La rougeole et la scarlatine se communiquent facilement aux personnes qui n'en ont pas encore été atteintes. Que ces personnes évitent de séjourner dans la chambre d'individus ayant une de ces maladies.

La variole ou petite-vérole est une maladie contagieuse à un haut degré; les personnes ayant déjà subi ces atteintes, ou ayant été vaccinées, peuvent, dans la majorité des cas, soigner impunément les varioleux. Quelques-unes cependant contractent, auprès des varioleux, la varioloïde

5*

ou varicelle, sorte de variole bâtarde, de petite-vérole moins forte.

Vous avez tous entendu parler de *la mauvaise fièvre* à laquelle les médecins donnent le nom de fièvre typhoïde, de fièvre muqueuse, de cette mauvaise fièvre que vous appelez la fièvre de quarante jours, parce qu'elle a souvent cette durée. Cette maladie se propage par contagion. N'avez-vous pas observé que presque toujours elle attaque plusieurs individus dans le même village, dans la même maison? Elle est contagieuse, principalement pour les enfans, pour les jeunes gens. Eloignez-les de la chambre d'un malade ayant la fièvre typhoïde, et vous-mêmes, n'y allez pas, n'y séjournez pas sans nécessité, évitez d'y manger, d'y coucher.

Votre devoir de mère, de sœur, de fille, de femme, de chrétien, vous appelle-t-il auprès d'une personne atteinte de la rougeole, de la scarlatine, de la petite-vérole, ou de la fièvre typhoïde, n'oubliez pas,

surtout lorsque vous n'avez pas déjà eu ces
affections, de prendre les précautions les
plus grandes.

« Lavez-vous fréquemment les bras, les
mains, avec de l'eau fraîche, à laquelle
vous aurez ajouté un peu de vinaigre.

« Plusieurs fois par jour ouvrez les portes
et les fenêtres pour renouveler l'air et
dissiper les mauvaises odeurs.

« Tenez la chambre excessivement propre, et n'y laissez ni les linges sales, ni les
vases à recevoir les selles.

« Quand vous découvrez le malade,
soulevez les couvertures en détournant la
tête. Si le malade vous parle, ne vous
penchez pas trop près de sa bouche.

« Que votre nourriture soit saine et
abondante. Promenez-vous plusieurs fois
le jour au grand air.

« Tâchez de ne pas rester plus de vingt-
quatre heures auprès du malade. Reposez-
vous au moins une nuit sur deux.

« Dès que vous sentez naître en vous
quelque malaise, comme des étourdissemens, de la pesanteur dans le front, un

brisement des forces, la perte de l'appétit, cessez vos soins pendant quelque temps. Sinon, vous finirez par être obligés de vous mettre au lit. » (*De l'Art de soigner les malades,* par le docteur Bertrand.)

—

Si la gale, les dartres se communiquent rarement des animaux à l'homme, si ces maladies sont peu dangereuses, il n'en est pas de même de la rage, de la morve, du farcin et du charbon.

La morsure des chevaux, des bœufs, des moutons, des porcs, des oiseaux, n'est jamais suivie de la rage ; mais cette terrible maladie sera le résultat probable de la morsure d'un loup, d'un chien, ou d'un chat enragé.

Votre chien ou votre chat a-t-il été mordu par un animal enragé ! hâtez-vous de le tuer. Cependant, lorsque vous êtes attaché à votre chien, lorsqu'il vous répugne de sacrifier le gardien fidèle de votre maison et de vos troupeaux, l'ami de vos enfans, tenez-le enfermé pendant quarante jours.

Plus de pitié, plus de retard, si l'animal devient triste, les premiers jours de sa captivité étant passés, s'il s'inquiète, s'il refuse les alimens, les boissons, s'il porte la tête basse, la queue entre les jambes, s'il a la marche indécise, la voix rauque, si enfin il mord les objets qui l'entourent.

Ne vous abandonnez pas à une sécurité trompeuse, parce qu'un animal dont vous suspectez l'état a bu et mangé. La rage, l'horreur de l'eau, peuvent diminuer, disparaître pour un moment. Selon M. le docteur Ordinaire, on a vu des chiens quitter la maison de leur maître, mordre des animaux, rentrer au logis, boire, manger et périr de la rage.

Avez-vous été mordu par un chien! pour peu que vous le soupçonniez d'être enragé, lavez aussitôt la plaie avec de l'eau vinaigrée, de l'urine, et hâtez-vous ensuite d'aller la faire cautériser, brûler par un médecin.

La cautérisation est le seul moyen qui préserve sûrement de la rage. Les propriétés merveilleuses des remèdes les plus renommés contre la rage ne sont que mensonge. Peut-être allez-vous me dire qu'un grand nombre de gens ayant été mordus par un chien enragé, ont continué à se bien porter, quoiqu'ils n'eussent fait autre chose que prendre un de ces remèdes. Qu'est-ce que cela prouve? La rage, en effet, n'est pas toujours la suite inévitable de la morsure des animaux enragés. La plupart des personnes, ayant été mordues par un chien enragé et n'ayant eu recours à aucun préservatif, ne prennent pas la rage, soit que la bâve de l'animal dans laquelle réside le venin soit restée après les vêtemens, soit qu'elle ait été entraînée au dehors de la plaie par l'écoulement du sang. Quand on vaccine un enfant, on lui fait une huitaine de piqûres, et il n'y en a souvent qu'une ou deux qui soient suivies de boutons de vaccin.

Ne négligez donc pas de vous faire cautériser. La cautérisation, *opérée à temps*, a toujours prévenu le développement de la rage , tandis qu'on voit chaque année mourir dans les horribles souffrances de cette maladie des gens ayant pris des remèdes vantés. D'ailleurs , je vous laisse libres , cette opération faite , de prendre tel remède qu'il vous plaira. S'il ne vous fait aucun bien, il ne nuira du moins qu'à votre bourse.

La morve, le farcin, sont non seulement transmissibles d'un cheval à un autre cheval, mais encore de la race chevaline à l'homme , et d'un homme à un autre homme. Que les chevaux qu'un vétérinaire aura déclarés être atteints de cette maladie, soient abattus le plus tôt possible. Que les personnes qui approchent un cheval ou un individu morveux, prennent les précautions de propreté nécessaires pour éviter la contagion.

Un cheval, un bœuf, un animal quelconque, a-t-il le charbon ! gardez-vous de toucher ses plaies, les objets ayant été imprégnés des humeurs qui s'en écoulent, ou bien ayez grand soin de vous laver avec de l'eau salée. A-t-il cessé de vivre, qu'il soit enterré tout entier, cuir et chair. Quand il s'agit du charbon, le vieil adage qui dit : *Morte la bête, mort le venin,* n'est point vrai. « S'il crève au paysan une bête à corne, il l'écorche, il la dépèce, il la sale pour son usage, il vend la peau, sans s'inquiéter de la maladie qui l'a fait périr. Cet animal cependant, atteint de charbon, peut le communiquer à ceux qui mangeront de sa chair, à celui qui l'a écorché, à l'ouvrier qui s'est chargé de corroyer sa peau. » (*Le Médecin de campagne,* par M. Munaret.)

Vous avez touché un animal malade ou mort de charbon ; il vous survient à la main, au bras, des boutons plats, faisant éprouver des démangeaisons, des cuissons ; ces boutons, d'un rouge vif ou bleuâtre, se couvrent de gonfles ; ils deviennent noirs ou bleuâtres dans le milieu ! Ne perdez pas de temps, allez trouver un médecin pour vous faire cautériser.

Ne soignez qu'avec prudence les personnes qui ont le charbon. Enterrez les linges qui ont servi à leurs pansemens. Enterrez-les profondément, afin que les porcs ne les déterrent pas.

Lorsque vous dépouillez un animal mort de maladie, même une pièce de gibier faisandé, répandant de l'odeur, faites attention à ne pas vous couper, à ne pas vous piquer. Si cet accident vous est arrivé, lavez-vous avec de l'eau vinaigrée, avec de l'eau salée.

CHAPITRE X.

DANGERS DES MAUVAIS TRAITEMENS ENVERS LES ANIMAUX.

Le charbon ne se développe chez l'homme que par suite d'un contact impur; il se développe spontanément de lui-même chez les animaux qui ont été soumis à de mauvais traitemens, qui ont été surmenés, fatigués par des travaux excessifs. La morve se déclare aussi sans l'aide de la contagion chez les chevaux qui sont mal nourris, qui sont tenus dans des écuries étroites et humides.

Or, le charbon, la morve et d'autres maladies, que les mauvais traitemens développent chez les animaux, se propagent ensuite à l'homme. L'homme doit donc, dans l'intérêt de sa santé, indépendamment de toute autre considération, ne point maltraiter les animaux que la Providence lui a donnés pour l'aider dans ses travaux ; il doit les soigner convenablement.

Les animaux conduits avec brutalité sont méchans, irascibles. Dans leurs momens de colère, de vengeance, ils n'épargnent pas toujours leurs bourreaux. Le premier malade que j'ai perdu, au début de ma carrière médicale, avait été frappé d'un coup de pied par un cheval qu'il s'amusait à tourmenter.

Traitez donc avec douceur les animaux qui travaillent pour vous. D'ailleurs, les animaux conduits brutalement profitent moins que les autres, travaillent moins. Les bœufs qui ont un bouvier doux et intelligent, *qui le voient de bon œil*, font beaucoup de travail sans fatigue ; ils sont mieux portans et engraissent plus facilement. Les vaches qui sont trayées par une main dure ne donnent souvent pas une goutte de lait.

Recommandez à vos enfans de ne point faire de mal au bétail. Celui qui a l'habitude d'être brutal envers les animaux, outre qu'il s'expose à recevoir quelque mauvais

coup, est incapable d'avoir de bons sentimens pour ses semblables.

J'aurais laissé aux médecins vétérinaires
le soin de vous conseiller une meilleure
tenue de vos écuries, si les domestiques
n'y passaient la nuit pour surveiller le bétail, si les gens peu aisés n'y passaient les
veillées d'hiver. Cette partie de votre habitation est insalubre, en raison du peu
d'élévation des plafonds, du manque de
fenêtres grandes et pouvant s'ouvrir à volonté, en raison du non écoulement des
urines, du séjour prolongé du fumier, de
l'entassement du bétail. C'est en détruisant
ces causes de l'infection de l'air que vous
assainirez vos écuries, et non pas, selon
un préjugé absurde, en y tenant un bouc
ou une ânesse.

CHAPITRE XI.

DU TABAC.

L'emploi du tabac présente, réunis à quelques avantages, de nombreux inconvéniens que je me propose de signaler.

Prisé, le tabac combat la disposition aux migraines, aux maux de tête, il offre aux gens âgés une distraction agréable; mais il affaiblit la mémoire, il fait des personnes malpropres un objet de dégoût; l'écoulement noirâtre auquel il donne lieu produit parfois des dartres à la lèvre supérieure.

La fumée de tabac combat la disposition aux maux de dents, au mal de gorge, aux fluxions; elle combat l'influence fâcheuse des brouillards, de l'air humide, des miasmes des étangs et des marais. Malgré cela, je ne conseillerai pas l'usage de la pipe aux cultivateurs, même à ceux qui

habitent un pays marécageux. Au lieu
d'employer leur argent à acheter du tabac,
qu'ils s'en servent pour se procurer une
nourriture meilleure, une boisson plus
fortifiante, des vêtemens en laine ! Leur
santé s'en trouvera mieux. Et, le dirai-je,
je ne peux voir fumer dans les villages,
sans craindre que le feu ne se mette aux
granges.

J'ajouterai que la fumée du tabac épuise
les jeunes gens qui n'ont pas encore atteint
tout leur accroissement; elle affaiblit les
gens maigres, elle diminue l'appétit, elle
irrite les poitrines délicates, elle peut dé-
velopper les aphtes de la bouche.

Lorsque l'extrêmité du tuyau d'une pipe
n'est pas garnie d'un bout de plume, d'un
morceau d'ambre ou entourée de fil, elle
use à la longue les dents sur lesquelles elle
s'appuie. Les brûles-gueules, nom donné
aux pipes dont le tuyau est très-court,
font fendre, par leur chaleur, l'émail des
dents ; ils enflamment les gencives. Les
longs tuyaux enlèvent à la fumée sa trop
grande chaleur, ils lui ôtent sa mordacité
(son jus).

L'habitude du tabac est dispendieuse
souvent nuisible; une fois prise, elle est
difficile à quitter; il faut ne la contracter
que pour de bonnes raisons, et non pas
comme le font les militaires, les gens oisifs,
par désœuvrement et pour combattre l'ennui. Le bon cultivateur n'a pas le temps de
s'ennuyer.

CHAPITRE XII.

DU MARIAGE.

———

Vous acquerrez par le mariage un ami fidèle, qui vous fera partager ses joies, ses plaisirs, qui vous consolera dans les peines, qui vous soutiendra par ses conseils dans les épreuves de la vie, qui vous soignera dans les maladies. C'est au mariage que vous devrez de pouvoir satisfaire moralement, sans danger, le besoin d'aimer que Dieu a mis dans notre cœur. C'est au mariage que vous devrez de trouver dans des enfans des soutiens pour votre vieillesse.

Mais malheur à vous, si vous ne vous informez pas des vertus, du caractère, de l'éducation de la personne à laquelle vous voulez confier le bonheur de votre vie entière, si vous ne recherchez pas dans un parti les sentimens religieux, l'habitude de la bonne conduite et du travail. Je doute que vous soyez jamais heureux.

Malheur également à ceux qui ne s'informent pas de la santé de la personne à laquelle ils veulent s'unir ! Malheur à ceux qui épousent un épileptique, un fou, un poitrinaire, un scrophuleux, un vieillard cacochyme, quelqu'un usé par la débauche ! Agir ainsi, c'est se résoudre à être garde-malade toute sa vie, à avoir une infirmerie dans sa maison.

Non seulement le mariage aggrave presque toujours l'état des personnes qui sont atteintes de l'épilepsie, de la folie, du mal de poitrine ; mais ces maladies se transmettent ordinairement des parens aux enfans.

Les gens âgés, ceux dont le corps a été usé par le libertinage, n'ont pas des enfans robustes. Cela n'a rien qui doive étonner ; comment transmettraient-ils à leurs descendans la force qu'ils n'ont plus ?

Le jeune homme, la jeune fille qui se marient avant leur entier développement, ont aussi des enfans faibles, débiles, parce

6

qu'ils ne peuvent leur transmettre les forces qu'ils n'ont pas encore. La loi permet le mariage à l'âge de dix-huit ans pour les garçons, de quinze ans pour les filles ; cet âge est trop précoce pour la plupart des habitans des campagnes dont les travaux exigent force et santé. Les animaux appareillés trop jeunes, produisent une race abâtardie ; eux-mêmes cessent de croître, d'acquérir de la vigueur.

CONSEILS

AUX

JEUNES FEMMES DE LA CAMPAGNE

SUR LA MANIÈRE D'ÉLEVER LES ENFANS.

Autant j'ai de plaisir à voir des enfans brillans de santé et de fraîcheur, jouer avec vivacité et gaîté, autant j'éprouve de peine à la vue de ces enfans malingres, chétifs, souffreteux, ne cessant de gémir et de crier.

Je plains ces pauvres mères qui passent les jours et les nuits à soigner un enfant malade, à veiller sur un enfant infirme. Je plains les mères qui ont le chagrin de perdre leur enfant.

Compatissant à ces douleurs de l'amour maternel, je veux enseigner à mes lectrices la manière dont elles doivent élever leurs

enfans, pour les conserver sains, vigoureux, exempts d'infirmités.

La fragilité, la délicatesse de l'organisation des enfans, sont sans doute les
principales causes de la fréquence de leurs
indispositions, de leur grande mortalité.
Mais combien d'enfans meurent victimes
de la négligence de leurs parens, victimes
de soins mal-entendus.

CHAPITRE PREMIER.

DES PREMIERS SOINS A DONNER AUX ENFANS NOUVEAUX-NÉS.

———

Au moment de sa venue au monde, l'enfant est très-délicat ; qu'il soit enveloppé avec précaution de linges propres, mous et chauffés.

Sale et taché de sang, son corps est recouvert d'un enduit blanchâtre et gras ; nous devons le nettoyer. C'est un acte de propreté dont les animaux nous donnent l'exemple en léchant leurs petits qui viennent de naître.

La crasse de l'enfant nouveau-né ne se dissout pas dans l'eau, on l'enlève en frottant doucement le corps avec un peu d'huile, de graisse ou de beurre. On le lave ensuite avec une éponge ou un linge fin mouillé d'eau tiède. Quand la peau est à

peu près propre, on l'essuie avec un linge
doux et légèrement chauffé.

La toilette de l'enfant doit avoir lieu
dans une chambre chaude, à l'abri des
courans d'air. On couvre sa tête avec un
petit bonnet, fixé par des cordons très-
lâches, ne comprimant ni le menton, ni
les oreilles. Pétrir la tête des enfans, sous
le prétexte de lui donner une forme plus
agréable, est une coutume plus qu'inutile.
Si la tête de l'enfant s'est allongée, s'est
déformée au passage, cette difformité dis-
paraîtra d'elle-même.

« On enveloppe le cordon dans une petite
compresse de toile douce et huilée ; on le
place ainsi enveloppé à la gauche du ventre,
et on le maintient à l'aide d'une bande large
de trois à quatre doigts, assez longue pour
faire deux fois le tour du corps, et fixée
vers l'un des flancs avec quelques points
d'aiguilles. Le bandage ne doit être ni trop
lâche, ni trop serré. Trop lâche, il glisse-
rait ; trop serré, il serait dangereux.

« La poitrine et les bras seront revêtus
d'une petite chemise en toile fine et usée,

en toile de coton , à ourlets larges et plats ,
et d'un petit corset ou brassière , fendu en
arrière , à manches larges. Après avoir
passé les bras de l'enfant dans les manches , on rapproche en arrière l'extrémité de ces vêtemens qu'on fixe avec un
cordon.

« L'enfant est étendu sur un drapeau ,
préalablement chauffé et placé sur des
langes. Avec le drapeau que l'on a attaché
par des épingles au corset ou à la brassière,
on enveloppe isolément l'une ou l'autre
jambe de l'enfant. Les langes sont croisés
au-devant du corps et fixés par des épingles
en haut et au milieu. Leur extrémité inférieure est ensuite repliée en haut. » (*Le
docteur Bertrand.*) Les épingles doivent être
fixées avec adresse, de manière que leur
pointe ne puisse occasionner de piqûre.
Leur usage est remplacé dans plusieurs
contrées par le maillollet , ceinture en
étoffe , large de six à huit travers de doigt,
qui fait le tour du corps et se ferme en
avant au moyen d'un lacet. Le cordon à
acet sert , en outre, à maintenir autour des

6

jambes la partie inférieure du drapeau et des langes.

Quelques mères ne manquent jamais de croiser le drapeau et les langes avec force au-devant de la poitrine; bien plus, il en est qui serrent étroitement l'enfant, les bras y compris, depuis les pieds jusqu'aux épaules, avec une bande très-longue et large de quatre à cinq doigts. Cette compression douloureuse déforme sa poitrine, porte ses genoux en dedans, gêne les mouvemens de ses petites mains; elle est pour lui une torture continuelle. Délie-t-on les enfans qui sont ainsi serrés, on les voit sourire; s'ils pleurent, leurs larmes cessent. Ces marques de contentement n'indiquent-elles pas combien ce genre de bandage, qu'on appelle maillot, leur est incommode?

Je reprocherai encore au maillot de mettre dans la presque impossibilité de tenir un enfant propre. Beaucoup de temps étant nécessaire pour défaire un enfant ainsi enveloppé, bien des mères ne le visitent pas toutes les fois qu'il s'est sali.

Les oiseaux et la plupart des autres animaux préparent à leurs petits un nid moëlleux ; l'enfant sera placé dans un berceau garni d'un paillasson en balles d'avoine ou en feuilles de gros blé, de deux draps fins et doux. On le recouvrira ensuite avec une ou deux couvertures, plus ou moins, selon la saison. Les couettes et les matelas excitent trop de chaleur, occasionnent une transpiration trop abondante, et une fois mouillés, se sèchent difficilement.

La chambre, si ce n'est en été, sera convenablement chauffée.

En mettant l'enfant dans le lit, placez-le sur le côté, afin de faciliter l'écoulement de la salive et des glaires. Seulement couchez-le, tantôt sur un côté, tantôt sur l'autre, afin qu'il ne s'accoutume pas à être couché toujours sur le même. Vous seriez dans un grand embarras, si le seul côté sur lequel il pouvait dormir venait à être le siége d'une maladie. Que la tête et les épaules de l'enfant soient un peu élevées.

Les langes et les drapeaux doivent être changés aussitôt qu'ils sont mouillés. Ils

doivent avoir été lessivés, être parfaitement
secs et sans odeur,

Quelques heures après la naissance,
l'enfant réclame par des cris la nourriture
qui lui est nécessaire ; sa bouche tend à
saisir tout ce qui en approche. Que la mère
se garde d'attendre un ou deux jours avant
de lui présenter le sein, qu'elle le lui
accorde deux ou trois heures après l'accouchement. La fièvre de lait venue, les
enfans ont bien plus de difficulté à saisir
le mamelon, qui alors est effacé par la
tension, par le gonflement des seins; leurs
efforts pour sucer causent de vives douleurs
à la mère, amènent les gerçures.

L'eau sucrée qu'on leur donne avant
l'allaitement leur ôte l'appétit, les empêche
de téter.

Durant les premières heures, le lait est
relâchant; il aide les intestins de l'enfant
à se débarrasser des matières qui les obstruent. Il serait même à désirer, dans
l'intérêt des nouveaux-nés, que les mères
qui ne veulent pas nourrir, les allaitassent
pendant un jour ou deux.

— ☉ —

CHAPITRE II.

DE L'ALLAITEMENT ET DU SEVRAGE.

Les femmes de la campagne, malgré le temps exigé par l'entretien de leur ménage, ne se refusent jamais au devoir de nourrir leurs enfans. Cette coutume est avantageuse pour les enfans qui ne trouveraient pas dans l'allaitement au biberon, à la cuillère ou par une nourrice, une nourriture aussi bienfaisante que le lait de leur mère. Elle est avantageuse pour les femmes elles-mêmes; car, en nourrissant, elles évitent les rhumatismes, les douleurs, les dépôts et les autres accidens attribués à un lait répandu.

Quelques circonstances contre indiquent cependant l'allaitement maternel. Une femme faible de poitrine nourrit-elle, elle s'épuise, elle tombe dans le marasme, elle marche à pas plus rapides vers la tombe ; elle fournit à son enfant un lait peu salutaire.

La femme qui est folle, qui a ses parens fous, celle dont le corps est couvert de dartres, de cicatrices d'humeurs froides, une femme très-âgée et n'ayant que peu de lait, doivent, si cela leur est facile, s'abstenir de nourrir.

La mère, que la mort de son enfant ou d'autres causes empêchent d'être nourrice, doit se soumettre plus long-temps que celle qui nourrit à la privation des alimens. Elle doit se garder avec plus de soin du froid et de l'humidité.

Une mère a-t elle l'intention de nourrir, qu'elle ne se désole pas si elle n'a pas beaucoup de lait le premier jour. Chez une femme bien portante, la production du lait ne tarde pas à augmenter. Elle peut aider à la nutrition de son enfant en lui donnant du lait de vache coupé avec de l'eau tiède.

Qu'elle ne s'inquiète pas si le nouveau-né refuse de prendre le sein. Ce refus ne sera pas de longue durée, à moins qu'il ne soit occasionné par la longueur du filet. L'enfant, chez lequel le frein ou le filet de la langue est trop long, ne peut apporter la langue jusque sur les lèvres. On doit faire voir sa bouche à un médecin ou à une sage-femme, et, en attendant cet examen, le soutenir par quelques cuillerées d'eau sucrée ou de lait coupé avec de l'eau.

Durant les premières semaines, l'enfant tète peu à la fois, mais il demande souvent le sein. On doit le lui accorder toutes les fois qu'il semble le désirer. Plus tard, la mère n'allaitera pendant le jour que toutes les deux heures, puis toutes les trois, toutes les quatre heures.

Savoir régler l'allaitement est surtout nécessaire pendant la nuit. Des mères, lorsque leur enfant crie, trouvent plus commode de l'apaiser en le prenant sur elles; qu'arrive-t-il? L'enfant se réveille incessamment, il est toujours pendu au

mamelon ; la privation du sommeil altère
la santé de la femme, échauffe son lait. Que
pendant deux ou trois nuits les mères aient
le courage de n'accorder le sein à leur
enfant qu'à certaines heures ; ils prendront
bientôt l'habitude d'un sommeil tranquille.

Les mères qui donnent souvent à téter
pendant la nuit sont portées à mettre coucher leur enfant dans leur lit. Le moindre
danger est qu'il ne tombe d'un lit élevé où
il n'est pas retenu. Grand est le nombre
d'enfans que leurs nourrices ont étouffés
sous elles en dormant.

Des mères, tenant à honneur d'avoir un
bel enfant, gorgent de lait leur nourrisson.
Provoquer l'enfant à téter à chaque instant
du jour, c'est lui surcharger l'estomac,
l'exposer aux mauvaises digestions, aux
vomissemens, à la diarrhée. Les animaux
se laissent tourmenter par leurs petits avant
de leur laisser prendre la mamelle ; pourquoi les femmes ne feraient-elles pas de
même ?

On ne doit accorder le sein à l'enfant que lorsqu'il a faim. A peine est-il né qu'il sait faire connaître l'envie ou le besoin de nourriture. Ses cris appellent la nourrice, ils cessent à son approche. Si elle cède à ses désirs, il saisit le mamelon avec vivacité. Celui-là n'a pas besoin de téter qui prend le sein avec nonchalance, comme par grâce.

Une femme, en revenant de travailler aux champs, entend-elle son enfant crier, vite, elle lui donne le sein, sans avoir pris un instant de repos. Le lait d'une femme en sueur donne des coliques. Même accident est produit par le lait d'une femme qui vient d'éprouver une contrariété, qui vient de se mettre en colère. Qu'elle attende que son émotion soit passée.

Que les nourrices ne boivent pas de vin avec excès, de l'eau-de-vie, des liqueurs. Ces boissons passent dans le sang, elles agissent sur l'enfant comme de véritables poisons, elles occasionnent l'ivresse, les

convulsions, les coliques. Le lait des nourrices est également altéré par des alimens
échauffans, tels que le porc salé et fumé,
par le fromage fort, par des excès de veille,
de travail.

La femme qui nourrit doit toujours être
soigneuse d'elle-même; la santé de son
enfant dépend souvent de la sienne; cette
seule raison doit l'engager à se ménager.

Une femme a-t-elle beaucoup de lait,
elle peut nourrir trois, quatre, cinq mois
et plus, sans avoir recours à aucune nourriture étrangère; mais l'enfant de l'âge de
trois ou quatre mois pourra déjà digérer
d'autres alimens que le lait de sa mère. Une
grande réserve est d'abord nécessaire; des
soupes épaisses, copieuses, les bouillies
blanches de farine de froment, lui pèse-
raient sur l'estomac. On commence à lui
donner du lait de vache, des crêmes d'orge
et de riz, des bouillies jaunes et des panades très-claires, des laits de poule, puis
des fruits cuits, des échaudés.

C'est ainsi que peu à peu on habitue

l'enfant à manger. Il en résultera cet avantage que s'il lui arrivait d'être privé tout à coup du lait de sa nourrice, il n'aurait pas autant à souffrir du changement de nourriture.

Je blâme les mères qui sèvrent brusquement leur enfant en le livrant à des sevreuses. Il souffre alors de l'éloignement de sa mère autant que de la privation de son lait. Mieux vaut opérer le sevrage lentement.

Pour cela, on habitue l'enfant à prendre chaque jour moins de lait et plus d'autre nourriture. On le sèvre d'abord pendant la nuit, en lui offrant de l'eau sucrée, de l'eau pure, chaque fois qu'il se réveille; puis on ne l'allaite que trois fois, deux fois, une fois par jour. On le prive ensuite complètement.

Les enfans récemment sevrés feront cinq ou six repas en vingt-quatre heures. On commencera à leur donner des panades, du vermicelle, des bouillies jaunes, des fruits cuits, du pain émietté dans du lait, de la soupe, des échaudés, des œufs frais à la coque. On les acheminera graduellement au régime ordinaire des ménages, à la nourriture commune dont on excluera pourtant le cochon salé, le vin pur.

Quelques cuillerées de vin, ajoutées à de l'eau sucrée dans laquelle on a fait tremper du pain, fortifient les enfans pâles et décolorés.

La panade est un des alimens les plus convenables pour les enfans qui commencent à manger. On la fait très-claire, et on la passe pour éviter qu'il y reste des portions de pain trop grosses. Elles pourraient s'engager dans le gosier de l'enfant.

« La bouillie blanche est au contraire un des plus mauvais alimens qu'on puisse choisir pour les enfans à la mamelle ; elle engendre les vers et produit les aigreurs. Si cependant vous tenez à donner de la bouillie blanche à votre enfant, qu'elle soit très-claire et bien cuite. Préparez-la avec de la farine que vous aurez fait légèrement griller. On étend de la farine dans un plat de terre de l'épaisseur d'un doigt, et on la met au four après que le pain en a été retiré, jusqu'à ce qu'elle ait pris une couleur jaunâtre. Lorsqu'en se desséchant elle s'est prise en grumeaux très-durs, il faut, avant de l'employer, l'écraser avec soin. »

C'est une erreur de croire qu'on fortifie un enfant en lui donnant beaucoup à manger. Cependant ne refusez jamais des alimens, même en dehors des heures des repas, à un enfant qui demande à manger. Pensez-vous qu'il demande par gourmandise, donnez-lui un morceau de pain sec. Le refuse-t-il, c'est preuve qu'il n'a pas faim. Ne lui accordez aucune autre nourriture. « Si c'est la faim qui le presse, il mangera le pain seul avec plaisir, mais si c'est la gourmandise qui le sollicite plutôt que la faim, il n'est pas nécessaire qu'il mange. »

Quand un enfant a le cours de ventre, de la diarrhée, diminuez la quantité de ses alimens. Sachez résister à ses instances.

Après le sevrage, les femmes perdent une partie de leur appétit ; qu'elles ne cherchent pas à le provoquer par des amers, la camomille, l'absinthe ; qu'elles se bornent simplement à manger moins, puisqu'elles n'ont plus deux personnes à nourrir.

On préfère généralement, pour le temps du sevrage, le printemps ou l'automne. Toutes les saisons sont bonnes pour les enfans bien portans. Il faut cependant leur épargner la coïncidence des douleurs de la dentition et de la privation du sein. Je veux dire qu'on doit choisir pour les sevrer un moment où leur sensibilité n'est point excitée par la poussée des dents.

La misère force les femmes pauvres à abandonner l'allaitement de leur propre enfant pour nourrir ceux des riches. C'est une nécessité déplorable qui en fait les bourreaux de leur enfant si elles le sèvrent avant qu'il ait un développement suffisant.

L'âge le plus convenable pour le sevrage des enfans est celui de douze à quinze mois. Les dents qui leur sont venues à cette période de la vie, annoncent qu'ils peuvent prendre une nourriture plus solide. Il est toutefois des circonstances qui obligent les mères à interrompre la lactation de meilleure heure. Quelques nourrices, lors même qu'elles ne sont pas poitrinaires, éprouvent pendant l'allaitement des tirail-lemens entre les épaules, des *cuisons* et et des chaleurs dans la poitrine, une toux vive avec des crachats de pus, de la fièvre. Ces souffrances disparaissent aussitôt qu'on a sevré l'enfant.

Les crevasses du sein sont encore un obstacle contre lequel vient se briser la bonne volonté d'une jeune femme. Une gerçure du sein est-elle peu étendue, l'emploi des *bouts de sein* permet de la guérir, d'en diminuer la douleur. Est-elle très-grande? La succion développe l'engorgement (l'enflure) de tout le sein, l'enfant boit avec le lait le sang et le pus qui s'écoulent de la crevasse. Suspendre la lactation est convenable.

« La grossesse doit-elle faire cesser l'allaitement ? C'est à l'état de l'enfant à résoudre cette question. Le lait ne tarit-il pas chez une femme grosse ? le nourrisson continue-t-il à être bien portant ? Inutile d'interrompre la lactation. L'empreinte de la santé s'efface-t-elle du visage de l'enfant, il est convenable de le sevrer ou de chercher une nourrice.

« L'allaitement est-il contre-indiqué par le retour des *époques* menstruelles ? Si la mère est forte, si l'enfant ne dépérit pas, on continuera à nourrir. Si l'enfant, habituellement en bonne santé, n'éprouve des coliques, de la diarrhée, qu'aux époques, il faudra chaque mois, pendant leur durée, remplacer l'allaitement maternel par l'allaitement artificiel. » (*Traité d'hygiène*, par Londe.)

Lorsqu'une femme est morte en couches, ou bien, lorsqu'une cause quelconque prive l'enfant du lait maternel, on est obligé, à défaut de nourrice, de le nourrir à la cuillère, au biberon, c'est-à-dire avec le lait d'un animal. Cet allaitement nécessite des soins plus minutieux, plus fatigans, que ceux exigés par l'allaitement maternel. Il est bien loin d'être aussi heureux dans ses résultats.

On donne à l'enfant du lait d'ânesse, de chèvre, ou, ce qui est plus fréquent, du lait de vache coupé avec de l'eau tiède. Le premier mois on coupe le lait avec les deux tiers d'eau, le second mois on met moitié eau; le mois suivant on emploie le lait aux trois quarts. Le lait de vache est beaucoup plus épais que celui d'une nouvelle accouchée. On a pour but, en y mêlant de l'eau, de rendre sa consistance semblable à celle du lait de la femme, qui d'abord très-aqueux (contenant beaucoup d'eau) s'épaissit à mesure que l'enfant prend de l'âge. Le mélange ne doit être opéré qu'au moment du besoin.

Passé le troisième mois, on emploie le lait pur; il faut alors le faire chauffer au bain-marie, en mettant tremper le vase ou la fiole qui le contient dans une écuelle d'eau chaude.

7

Faites en sorte que le lait soit toujours fourni par la même vache, par une vache récemment vêlée. Qu'il soit fréquemment renouvelé.

Présenter le lait à l'aide d'une cuillère est incommode ; il est préférable de le donner avec un biberon. Le biberon consiste en une fiole dans le goulot de laquelle on a introduit un morceau d'éponge. L'extrêmité de l'éponge qui dépasse l'ouverture de la fiole, est taillée en forme de bout de sein. On la recouvre ordinairement avec un morceau de mousseline ou de linge doux et clair.

La propreté et la santé de l'enfant imposent le soin de nettoyer l'éponge et la fiole avec de l'eau tiède, an moins une fois par jour.

—o—

CHAPITRE III.

DU SOMMEIL ET DU COUCHER.

———

Le sommeil du jour est utile aux enfans jusqu'à l'âge de dix-huit à vingt mois. Passé ce temps, un plus long séjour au lit ne développe pas leurs forces, il les empêche de dormir la nuit.

Mettez votre enfant dans son berceau aussitôt que vous apercevrez qu'il a envie de dormir. Ne le gardez pas sur vos bras, sur vos genoux pendant son sommeil. Cette position, outre qu'elle est ennuyeuse pour les mères, prédispose les enfans aux courbures des reins.

Bercez-le doucement, sans secousses; vous cesserez ce bercement aussitôt que l'enfant reposera. Au lieu de le bercer, essayez, ce qui serait préférable, de l'endormir par un chant lent, doux, monotone, s'éteignant insensiblement.

Gardez-vous de forcer votre enfant à dormir en lui administrant, sans l'avis du médecin, du laudanum, du sirop diacode, de la tisane de pavôt (de tête d'olivette). Une veilleuse de l'hôpital des enfans, à Paris, administra un soir du sirop de pavôt à trente jeunes malades. Le lendemain, neuf ne purent pas être réveillés, d'autres eurent de la fièvre, des vomissemens pendant plusieurs jours.

Ne prenez aucune précaution pour éviter le bruit autour d'un enfant qui dort. Le temps de son sommeil est un moment de liberté, de répit pour les personnes qui le soignent; il serait un temps de gêne si l'enfant était habitué au silence autour de lui pendant son repos.

Ne lui donnez pas l'habitude d'être promené pendant la nuit. Reste-t-il éveillé, pleure-t-il, laissez-le dans son berceau. Pourtant, lorsque la violence, la persistance de ses cris, vous font penser qu'il est souffrant, qu'il a quelque besoin, voyez s'il s'est sali, s'il s'est refroidi, prenez-le, dorlotez-le sur vos bras; mais remettez-le dans son lit, dès qu'il est calmé.

La propreté est nécessaire à la santé des enfans, changez leurs langes lorsqu'ils sont mouillés, ne les laissez jamais croupir dans l'ordure. Lavez les parties de leur corps qui ont été en contact avec leurs excrémens. L'urine, bien loin de fortifier la peau des enfans, ainsi que le prétendent les bonnes femmes, l'irrite et l'enflamme.

Exposez chaque jour le paillasson du lit à l'air et au soleil. Ayez-en un de rechange, afin de ne pas vous trouver dans la nécessité de vous servir d'un paillasson encore humide. Les paillassons de balles d'avoines, de feuilles de maïs, se sèchent promptement.

Les langes et les drapeaux des enfans, doivent être en linge un peu usé. Le frottement des drapeaux, lorsque le linge est dur, irrite leur peau délicate.

Des mères, dans le but d'empêcher l'enfant de tomber hors du berceau, de se découvrir, emploient une longue lisière

qu'elles attachent par un bout au bord du
lit, et qu'elles passent plusieurs fois en
travers, par dessus sa poitrine, son ventre
et ses jambes. Que cette lisière ne soit
jamais tenue serrée.

Un archet (arçon), recouvert d'une pièce
d'étoffe, est utile pour mettre l'enfant à
l'abri des courans d'air, du grand jour,
pour soustraire à sa vue les mouvemens
qui se passent autour de lui et le distraient
du sommeil. Que le morceau d'étoffe,
faisant office de rideau, n'empêche pas
entièrement le passage de l'air.

La chaleur est nécessaire à l'enfant
nouveau-né. Cependant ne garantissez pas
le lit de couvertures trop lourdes, ne le
placez pas dans un appartement très-chaud,
trop près d'un poêle, d'une cheminée. Exposé à l'air, l'enfant s'enrhumerait ensuite
très-facilement; le feu pourrait prendre au
berceau.

Les enfans ont-ils atteint l'âge de trois
ans, ne les laissez pas long-temps au lit

après leur réveil, ou veillez à ce qu'ils aient les mains hors des couvertures. Ne les faites pas coucher plusieurs réunis, avec des enfans que vous ne connaissez pas, avec des enfans plus âgés qu'eux. Vous les préserverez ainsi des *mauvaises habitudes* qui vouent plus tard les enfans à une vie misérable et languissante. Ne les faites pas coucher avec des personnes très-âgées ou malades; leur sueur est nuisible aux enfans.

Qu'ils ne soient pas couchés trop mollement; les lits mous rendent les enfans paresseux; ils les affaiblissent; ils entretiennent l'incontinence d'urine. Point de matelas en laine, de traversins en plumes.

— ☙ —

CHAPITRE IV.

DES VÊTEMENS.

———

A partir du troisième mois, les langes cessent d'être utiles pendant le jour. Vous défendrez votre enfant contre le froid en lui donnant des bas et une robe plus longue.

Point de ces chauds bonnets, de ces bonnets doublés de laine ; ils favorisent la formation des gourmes, des croûtes, la multiplication des poux. Dans l'intérieur des habitations pendant l'hiver, à l'air libre pendant la belle saison, supprimez les bonnets aussitôt que la tête de votre enfant est suffisamment couverte de cheveux. Un chapeau en paille soustrait mieux qu'un bonnet aux ardeurs du soleil.

Donnez-lui une chemise blanche tous les deux ou trois jours, plus souvent si celle

qu'il porte est déjà malpropre ; chauffez-la
pendant les premières semaines. Les enfans
suent beaucoup, ils se salissent promptement, leur peau se couvre facilement de
boutons ; que leurs linges soient souvent
renouvelés. Les femmes pauvres sont obligées de ne donner à leurs enfans que des
habillemens grossiers, mais elles peuvent
les tenir propres.

Voulez-vous faire porter à votre enfant
des vêtemens qui ont été portés par d'autres,
lavez ces vêtemens à l'eau chaude. Il n'est
pas rare de voir tous les enfans d'une même
famille être atteints de la même maladie,
la teigne (rache), la gale, par exemple. Cet
accident arrive presque toujours par la
faute des parens qui donnent successivement les mêmes vêtemens à chacun de
leurs enfans, sans prendre les précautions
recommandées par la propreté.

Que les habillemens des enfans ne soient
pas trop lourds, trop chauds ; qu'ils soient
confectionnés de façon à ne pas les gêner.
Qu'ils ne soient pas d'une étoffe assez
chère pour que, crainte de les voir salir,

7*

on empêche les enfans de se livrer aux jeux
du bas âge.

Votre enfant est-il assez grand pour porter
des culottes ? qu'elles ne prennent pas leur
point d'appui sur les hanches , qu'elles ne
soient pas suspendues à des bretelles;
qu'elles fassent suite à un gilet. Les jupes
doivent également être attachées à un corsage.

—◉—

CHAPITRE V.

DES SOINS DE PROPRETÉ.

Pas de créatures plus difficiles à tenir propres que les enfans ! Leur tête est couverte de crasse et de poux ; leur corps, pour peu qu'on néglige les lavages, devient sale et répand une odeur désagréable.

Lavez souvent avec de l'eau tiède la tête de vos enfans. Si elle est couverte de crasse, ne craignez pas de l'en dépouiller. Ne croyez pas que c'est une humeur qui se reportera ailleurs. En ôtant la crasse petit à petit, en plusieurs jours, vous ne ferez pas courir à l'enfant le risque de prendre froid, de s'enrhumer : ôtez-la en vous servant d'un linge graissé de beurre frais.

Les lavages sont le meilleur moyen d'empêcher la formation des poux. Les bonnes

femmes pensent que les poux sont utiles à
la santé des enfans, je suis porté à croire
le contraire. Lorsqu'un enfant a beaucoup
de poux, sa peau se gerce, se couvre de
croûtes, les glandes du col se tuméfient,
il devient pâle, il dépérit. Les lavages avec
de l'eau dans laquelle on a fait bouillir du
persil font périr ces insectes.

Que la figure des enfans soit nettoyée
chaque matin. Pour cet acte de propreté,
n'employez jamais votre salive. En hiver,
et pendant les premières semaines, lavez-les
avec de l'eau tiède. En été, et lorsque les
enfans sont plus avancés en âge, faites
usage d'eau seulement dégourdie. Les bains
dans de l'eau qui a été chauffée au soleil
sont alors très-salutaires.

Ne laissez pas les enfans très-jeunes plus
d'un demi-quart d'heure dans l'eau. A un
an, leur séjour dans l'eau peut être de plus
longue durée. Aussitôt leur sortie de l'eau,
essuyez-les avec soin, ne les exposez pas
à l'air froid et humide. C'est le défaut de
cette précaution qui souvent rend un bain
nuisible.

—◉—

CHAPITRE VI.

NÉCESSITÉ D'UN AIR SALUBRE. — DES CHAMBRES
DE POÊLE. — PROMENADES.

L'air que nous respirons se charge d'impuretés en passant par notre corps, témoin
la puanteur de l'haleine des malades. Respirer toujours le même air, ai-je déjà dit,
c'est rendre au corps les impuretés dont il
a voulu se débarrasser. Funeste aux grandes personnes, l'air renfermé ne l'est pas
moins aux enfans.

Un enfant, lequel était en nourrice à
Champagne, près Bourg, avait perdu sa
vigueur, sa vivacité, il était devenu pâle,
maigre, en un mot, il dépérissait. Les
parens, inquiets de son état, me prièrent
d'aller le voir. C'était l'hiver. Je trouvai le
pauvre enfant dans une chambre étroite,
dite de poêle. Plusieurs lits, se touchant les

uns les autres, permettaient à peine de
prendre place autour d'uu poêle fortement
chauffé. De la terre glaise garnissait les
jointures de la croisée et interceptait le
passage à l'air du dehors. Des vitres non
nettoyées et des linges sales étendus sur
des cordes répandaient l'obscurité dans la
chambre : on y respirait un air infect.

La nourrice m'ayant paru avoir du bon
lait, je pensai que le dépérissement de
l'enfant avait pour cause le mauvais air
qu'il respirait. Je conseillai à la nourrice
de le sortir pendant le jour, d'ouvrir souvent la fenêtre afin de renouveler l'air, de
tenir la chambre plus claire, plus propre.
Mes avis furent suivis, et l'enfant se rétablit
très-promptement. Depuis, dans des circonstances semblables, les promenades au
grand air, la propreté des chambres, le
renouvellement de l'air, ont été souvent
les seuls remèdes que j'aie employés pour
rendre à un enfant souffreteux la vigueur
et la santé.

Les chambres de poêle sont encore nuisibles à la santé des enfans parce qu'on y

entretient une chaleur exagérée ; la sueur épuise les enfans, l'air trop chaud dessèche leur poitrine. Au sortir de ces chambres ardentes, ils sont plus sensibles au froid, ils s'enrhument, ils sont atteints de fluxions de poitrine. Faites qu'un poêle ne répande qu'une chaleur modérée ; mettez sur son couvercle un vase plein d'eau pour empêcher l'air de trop se dessécher. Ne manquez pas de faire sortir les enfans ; choisissez les momens les plus favorables de la journée.

Porte-t-on au baptême un enfant qui vient de naître, on doit le couvrir avec grand soin, pour peu qu'il fasse froid. S'il est faible, délicat, on doit prier le prêtre de peu le mouiller, ou de mêler un peu d'eau tiède à l'eau glacée du baptistaire.

Aussitôt qu'un enfant a atteint l'âge de deux semaines, vous ne devez jamais passer un jour sans l'exposer à l'action bienfaisante du grand air. Restez cependant chez vous les jours très-froids, très-pluvieux, ou rentrez lorsque, à la pâleur de l'enfant, à la blancheur de ses lèvres, vous reconnaîtrez qu'il s'est laissé pénétrer par le froid. Si votre maison a plusieurs chambres, promenez-le, pendant les mauvais jours, dans une chambre autre que celle du poêle.

En promenant un enfant à la mamelle, tenez-le tantôt sur un bras, tantôt sur l'autre; de cette sorte, vous l'empêcherez de se fatiguer, de devenir contrefait. S'il n'a pas la force de tenir sa tête; soutenez-la en l'appuyant sur votre bras.

Des enfans sont-ils en âge de se donner du mouvement par eux-mêmes, de prendre de l'exercice en courant et en sautant? Faites-les sortir, permettez-leur de rester dehors, même par un grand froid. Que l'enfant de la campagne, qui est destiné au travail en plein air, s'accoutume de bonne heure aux intempéries des saisons.

—◦—

CHAPITRE VII.

DE LA MARCHE, DE LA DENTITION, DES PUNITIONS, DU TRAVAIL, ETC.

———

Lorsque votre enfant aura atteint l'âge de cinq mois, posez-le à terre plusieurs fois par jour, sur un terrain sec, sur l'herbe, sur le sol recouvert d'une natte ou d'une couverture.

Laissez-le frapper la terre avec ses petits talons, jeter ses joujoux en l'air. Laissez-le se traîner, se rouler, aller à quatre pattes. Il essaiera bientôt de se relever; il parviendra bientôt, en s'accrochant aux chaises, à se mettre sur ses pieds, à faire quelques pas. C'est le moment de venir à son secours, de lui présenter la main, afin de l'aider à marcher.

En commençant plus tôt à mettre l'enfant sur ses jambes, à le faire marcher, on s'expose à amener la courbure de ses membres, qui ne sont pas encore assez forts pour supporter le poids du corps.

Soutenez-le avec les mains, mais ne le suspendez pas au moyen de lisières, de chariots roulans, toutes choses qui compriment et aplatissent la poitrine, produisent les *nouûres* et le mallet. Les enfans qui font leurs premiers pas avec le secours de ces instrumens marchent de meilleure heure, il est vrai; mais leurs pas sont moins fermes, leur marche est moins assurée, ils tombent plus facilement et plus lourdement.

Votre enfant reste-t-il long-temps avant d'essayer de se tenir debout, ou bien cesse-t-il tout à coup de marcher après avoir commencé à le faire, ne vous inquiétez pas. La poussée des dents retarde ou suspend parfois tout à coup les progrès d'un enfant. Cependant si l'enfant, alors qu'il est parvenu à l'âge de vingt mois, refuse de se tenir sur ses jambes, faites-le voir à un médecin.

L'époque de la dentition est un moment
critique pour les enfans; ils deviennent
irritables, de mauvaise humeur, ils aiment
à mâcher tout ce qu'ils peuvent atteindre.
Au lieu d'un hochet de verre, d'ivoire,
qui blesse, durcit la gencive, donnez-leur
un morceau de racine de guimauve, une
croûte de pain sec. Ce sont là les meil-
leurs hochets. Les jeunes chiens n'exercent
pas leurs dents sur les cailloux, sur le fer,
sur des corps durs, mais sur le bois, le cuir
et le linge.

Des enfans contractent dès le berceau la
manie de se sucer un doigt, le pouce pré-
férablement; celle de sucer un linge ou
leurs lèvres; celle de tordre la première
petite mèche de cheveux qui viennent sur
leur front. Cette habitude épuise les enfans
en faisant couler leur salive. J'ai cru remarquer qu'elle survenait chez les enfans
qu'on laisse s'ennuyer. Vous l'empêcherez
de naître, vous la détruirez même, si elle
existe, en amusant les enfans, en ne les
laissant jamais sans distractions. Sont-ils

dans vos bras, causez avec eux, sautez,
dansez, dansez, chantez, etc.; sont-ils
dans leur berceau, suspendez à l'arçon, ou
archet, de petits morceaux de bois, des
chiffons de diverses couleurs, etc. Vous
les verrez sourire, s'ébattre, pousser des
cris, ne plus songer à sucer.

Quand vos enfans commencent à marcher, n'abusez pas de leurs faibles jambes.
Ne les traînez pas en les tenant par la main
lorsqu'ils refusent avec des pleurs de con-
tinuer une marche qui les fatigue. Ne les
tirez pas brusquement à vous : j'ai été ap-
pelé plus d'une fois pour remettre en leur
place, chez des enfans, les os du bras ayant
été déboîtés par ce mouvement brutal.

Ne les frappez jamais avec le poing, avec
le pied, avec un bâton; ne les fouettez pas
avec des orties; ne les suspendez pas en
l'air en les tenant par les oreilles. Je con-
nais à Bourg un ouvrier qui se repentira
toute sa vie d'avoir, dans un moment d'im-
patience, frappé son enfant. Cet enfant est

devenu, est resté boiteux ; il est pour son père une charge en même temps qu'un reproche continuel.

Si vous avez à punir votre enfant, faites-le en cessant de lui parler, en le privant de vos caresses, d'un plaisir, d'un aliment qu'il aime. Ne l'effrayez jamais en le menaçant du loup-garou, du croque-mitaine : il deviendrait peureux, et, plus tard, si quelque mauvais plaisant lui faisait une frayeur, il pourrait être atteint d'épilepsie, autrement dit du mal-caduc. Ne l'enfermez pas, par punition, dans une chambre noire ; accoutumez-le, au contraire, à ne pas craindre l'obscurité.

Avant que vos enfans aient atteint un certain âge, ne les abandonnez pas seuls dans une chambre où il y a du feu. Entourez les poêles en fonte d'une cage en bois. Ne permettez pas que les jeunes filles, que les garçons portant encore la robe, s'amusent à faire du feu dans les champs ; les enfans ne savent pas éteindre le feu lorsqu'il prend à leurs vêtemens.

Ne laissez pas continuellement vos enfans à la maison ; les garçons sont-ils déjà grands, emmenez-les avec vous aux champs , aux bois. Ne vous hâtez pas cependant de les appliquer à un travail pénible. Les animaux qui sont attelés trop jeunes ne prennent pas, vous le savez, toute la force , tout le développement dont ils auraient été susceptibles.

Que vos filles n'apprennent pas de trop bonne heure à coudre , à faire des bas; laissez-les long-temps jouer, courir, sauter. « Les filles qui sont les plus habiles à manier l'aiguille sont rarement les mieux portantes. »

CHAPITRE VIII.

DE LA VACCINE.

HISTOIRE DE SIMON DE NANTUA.

———

Connaissez-vous l'histoire de Simon de
Nantua ? Si vous ne l'avez pas lue, je vous
engage à le faire ; vous y trouverez plaisir
et instruction (1).

Simon de Nantua était porte-balle et cou-
rait encore les foires en 1839. D'un âge
avancé, ayant beaucoup lu, beaucoup
voyagé, il aimait à raconter, à donner des
conseils. Seulement, c'est une justice à
lui rendre, ses histoires, quoique gaies :
agréables, n'avaient jamais rien de contraire à la morale, à la religion ; personne

———

(1) *Simon de Nantua* ou *le Marchand forain*,
ouvrage couronné par la Société pour l'instruction
élémentaire.

ne s'est jamais repenti d'avoir suivi ses
conseils.

Un dimanche de 1839, Simon de Nantua
entra dans une auberge de Jasseron, près
Bourg, et non pas de Bar - sur - Aube,
suivant le récit erronné de l'auteur qui a
imprimé son histoire. Il vit au coin du
feu une jeune fille qui avait la figure
amaigrie, couverte de croûtes, de plaques
rouges.

« Cette enfant vient d'avoir la petite-vérole, dit-il à la maîtresse de l'auberge ? —
Oui, monsieur, répondit cette femme ; elle
a été bien malade pendant six semaines ;
nous avons eu bien peur de la perdre,
nous en aurions eu beaucoup de chagrin.
C'est une gentille fille ; elle commençait à
m'aider dans le ménage. »

« Si vous l'aviez perdue, répliqua Simon de Nantua, vous l'auriez bien voulu,
puisque vous ne l'avez pas fait vacciner.
La vaccine ne coûte cependant rien ; les
sages-femmes vaccinent aux frais du gouvernement; pourquoi ne leur avez-vous
pas porté votre enfant? Allez.... »

La maîtresse de l'auberge aurait probablement eu à essuyer de longs reproches,
si, à ce moment, Simon de Nantua n'eût
entendu un tambour qui rappelait dans la
rue. C'était le garde-champêtre qui avertis-
sait, de la part du maire, qu'un médecin
viendrait, le dimanche suivant, vacciner
dans la commune.

Aussitôt que le garde-champêtre eut fini
de lire l'avis du maire, Simon de Nantua
s'avança au milieu du cercle formé par les
gens du village, il leur montra la jeune
fille malade qui, elle aussi, était venue
écouter sur le pas de la porte, et il leur
adressa ces paroles :

« Habitans de Jasseron, vous voyez cette
jeune fille, elle vient d'avoir la petite-
vérole; elle a été sur le point de mourir;
ses yeux sont encore malades ; elle aura
la figure couturée pendant toute sa vie.
Si elle avait été vaccinée, tout cela n'aurait pas eu lieu. Faites donc vacciner vos
enfans, si vous n'aimez mieux vous exposer à les voir un jour défigurés, infirmes.
La petite-vérole est semblable à un mau-

8

vais pas par lequel il faut passer tôt ou
tard, si on n'a pas été vacciné.

« Avant que Dieu, dans sa bonté, nous
eût donné la vaccine, sur cent personnes
quinze mouraient de la petite-vérole, et
d'autres devenaient aveugles ou sourdes.
Les mêmes dangers continuent à exister
pour ceux qui n'ont pas été vaccinés. La vaccination, du reste, n'a aucun inconvénient,
à peine si les enfans s'en aperçoivent. »

Cela dit, Simon de Nantua salua le
garde-champêtre, et rentra à l'auberge.
Médecin, j'avais pu reconnaître l'à-propos
et la vérité de ses paroles. Je m'approchai
de lui dans l'intention de lui faire mes
complimens, lorsqu'un paysan l'ayant
abordé, lui objecta qu'un de ses enfans
venait d'avoir la petite-vérole, bien qu'il
eût été vacciné.

Je ne sais quelle aurait été la réponse
de maître Simon, mais je pris sur moi de
répondre à sa place.

« Ce fait, dis-je au paysan, ne détruit
pas la bonté des conseils qu'on vient de
vous donner. La semence ne vient pas tou-

jours à bien, de même la vaccination ne réussit pas toujours.

« *Il ne suffit pas d'avoir été vacciné pour être préservé de la petite-vérole, il faut encore que la vaccination ait donné lieu à la sortie de beaux boutons de vaccin.* Si, ayant semé du grain dans un champ, vous ne voyez rien sortir après un mois, ou si vous ne voyez paraître que de la mauvaise herbe, penserez-vous qu'au moment de la moisson vous aurez une récolte? Non, sans doute; vous ensemencerez de nouveau votre champ. Eh bien! lorsque vous aurez un nouvel enfant, vous ferez bien de le faire vacciner une seconde fois, si, huit jours après la première vaccination, vous n'avez vu apparaître aucun bouton de vrai vaccin. C'est le huitième jour, à partir de celui de la vaccination, que les boutons du vrai vaccin sont les plus beaux, les plus faciles à reconnaître; ils ressemblent alors à des lentilles d'un blanc grisâtre, qui seraient entourées d'un cercle rouge. Si des boutons, venus à la place des piqûres, ont disparu ou commencent à sécher le huitième jour, ce sont des boutons trompeurs, des boutons de vaccine fausse, c'est-à-dire, de vaccine ne préservant pas de la petite-vérole.

« Il arrive souvent à la vaccination de ne pas réussir, surtout chez les enfans âgés de moins de trois mois, ou bien lorsqu'on emploie du vaccin sec et vieux, du vaccin pris chez un enfant chétif, malingre, dans des boutons avortés, commençant à sécher.

« En outre, les personnes qui ont été vaccinées ainsi, sont exposées, lors même qu'il leur survient des boutons de vrai vaccin, à prendre la varicelle, sorte de petite-vérole bâtarde. Cette affection, il est vrai, ne dure que de six à quinze jours, tandis que la petite-vérole des personnes non vaccinées dure trois ou quatre fois plus. »

Simon de Nantua m'avait écouté avec beaucoup d'attention. « Je vois, me dit-il, qu'il en est de la vaccination comme de toutes les choses de ce monde; pour qu'elle donne de bons résultats, il faut qu'elle ait été faite avec soin. Je comprends parfaifement qu'il est convenable de se servir de vaccin frais, de vaccin pris dans un beau bouton et chez un enfant bien portant. Agir autrement, ce serait imiter le culti-vateur qui ensemencerait une terre avec du blé très-vieux, du blé de mauvaise apparence, du blé recueilli dans un ter-rain pauvre. »

AVIS

PARTICULIERS AUX FEMMES

SUR LEUR SANTÉ.

CHAPITRE PREMIER.

DES JEUNES FILLES A L'AGE DE QUATORZE A DIX-HUIT ANS.

———

L'âge de quatorze à dix-huit ans est un temps d'épreuve pour les jeunes filles.

Mères, traitez alors vos filles avec plus de douceur; l'indocilité, la bizarrerie que beaucoup montrent à cet âge, ne sont pas le résultat d'un mauvais caractère, mais celui du malaise qu'elles éprouvent.

Ne cédez cependant pas à tous leurs caprices, ne les abandonnez pas à l'oisiveté; éloignez d'elles les mauvais livres, les mauvais exemples, les conversations déshonnêtes, toutes choses qui réveillent les passions. Les passions rendent les jeunes filles plus précoces; mais semblables à ces vers qui, pénétrant dans l'intérieur des fruits, hâtent leur chute en avançant

8.

leur maturité, elles amènent une vieillesse prématurée.

Ne cherchez pas à les rendre grandes filles de meilleure heure; une fleur dont on hâte l'éclosion est plus vite fanée. Abstenez-vous par conséquent, sauf l'avis contraire d'un médecin, de leur donner de la tisanne de mélisse, de camomille, d'armoise. C'est le plus souvent à tort que les incommodités observées chez une jeune fille de quatorze à dix-huit ans, sont rapportées à la lenteur de son développement.

Prévenez vos filles, afin qu'elles ne s'effraient point de la première venue des règles. Apprenez-leur à éviter tout ce qui peut en arrêter le cours, en empêcher le retour. Les jeunes filles se lavent avec de l'eau froide, se mouillent les pieds dans de l'eau froide. Soit par négligence, soit parce qu'elles ignorent les suites possibles de leur imprudence, elles se font un jeu d'arrêter un écoulement qu'elles trouvent incommode.

La moitié des maladies des paysanes

provient de ce que, à certains momens, elles n'ont pas craint de passer un ruisseau à gué, de mettre les pieds dans l'eau des fontaines ou des ruisseaux pour y laver la lessive, pour y mettre rouir le chanvre.

CHAPITRE II.

DU RÉGIME DES FEMMES GROSSES.

———

La grossesse prédispose les femmes à plusieurs maladies. Ces maladies ont un retentissement funeste sur l'enfant qu'elles portent dans leur sein. Les femmes grosses méritent donc à double titre que je leur donne des conseils particuliers sur les moyens de conserver la santé.

Les femmes ont le tort de croire que, dès qu'elles sont grosses, elles doivent manger pour deux. La diminution de leur appétit et les envies de vomir qu'elles éprouvent ordinairement au commencement de leur grossesse, devraient les convaincre que le sang qu'elles ont cessé de perdre suffit amplement à la nourriture de l'enfant. Un surcroît d'alimentation n'est pas nécessaire.

Vers le quatrième mois l'appétit augmente, parce que l'enfant, ayant pris un plus grand développement, a besoin d'une alimentation plus abondante. Que la mère reçoive alors une plus grande quantité d'alimens.

Qu'elle ne se condamne pas à subir les épreuves du jeûne et de l'abstinence. La religion ne lui impose pas le devoir de faire ce qui serait nuisible à son enfant.

Qu'elle ne mange pas des substances pour lesquelles elle ait de la répugance! Mais en retour que, dans l'intérêt de son enfant, elle sache vaincre ses désirs, lorsque ses appétits déréglés ou envies se portent sur des alimens de mauvaise qualité.

Que ses vêtemens soient lâches, peu serrés. Aux derniers momens de la grossesse, l'estomac, étant comprimé par le développement de l'enfant, ne supporte que peu d'alimens à la fois; qu'elle fasse des repas moins copieux et moins fréquens.

A-t-elle des défaillances, des pesanteurs d'estomac, le cours du ventre, des maux

de tête? c'est une preuve qu'elle mange
trop ou que sa nourriture est peu convenable.

Les faiblesses, les défaillances, la lenteur des digestions, sont combattues parfois avec succès par l'emploi de quelques
gouttes de liqueur, d'un peu de vin vieux.
Qu'elle n'oublie pas toutefois que ces boissons bues sans ménagement sont un poison
pour son enfant dont l'organisation est
encore si frêle.

Que la femme grosse ne se promène
point le soir sur le bord des étangs, des
prairies marécageuses ; si elle vient à être
atteinte de la fièvre d'accès, de la dyssenterie, qu'elle se fasse guérir le plus
promptement possible. La toux, l'enflure
du ventre, qui accompagnent souvent les
accès de fièvre, les coliques qui sont insé-
parables de la dyssenterie, pourraient
amener un accouchement avant terme.

La femme grosse, qui a coutume de travailler pendant la grossesse, en est moins
fatiguée. Elle accouche plus facilement que
celle dont la vie est sédentaire, inactive.

Elle doit cependant éviter les veilles, les travaux trop pénibles, tels que le pétrissage du pain. Elle doit éviter les impressions de colère, les excès dans les plaisirs. Toutes les choses nuisibles de leur nature le sont surtout pour une femme grosse.

—o—

CHAPITRE III.

DU RÉGIME DES NOUVELLES ACCOUCHÉES.

———

Les femmes récemment accouchées sont plus délicates, plus sensibles, leur état réclame une grande prudence. « Elles doivent se ménager et pour elles-mêmes et pour leur enfant, les maladies rendent leur lait moins salutaire. »

Ne donnez à la nouvelle accouchée ni eau-de-vie, ni liqueur, ni rôtie au vin. Est-elle altérée, accordez-lui pour apaiser sa soif, de l'eau sucrée, une infusion de tilleul. L'administration d'un bouillon, d'un peu de vin étendu de beaucoup d'eau, serait d'ailleurs sans inconvénient.

Toute mauvaise nouvelle la bouleverserait. Son enfant est-il mort? est-il difforme? est-ce une fille alors qu'elle désire un

garçon ? Ne l'en instruisez pas brusquement.

Ne la tourmentez pas, ne la secouez pas,
ne l'empêchez pas de dormir. La crainte
qu'une femme en couches perde tout son
sang pendant son sommeil n'a rien de
fondé. Laissez-la donc reposer, bornez vous
à mettre sous elle un drap plié en plusieurs
doubles et légèrement chauffé.

Si cependant elle voulait changer de lit,
chauffez le nouveau lit et ne permettez pas
qu'elle y aille d'elle-même. Ayez le soin de
la porter ou de la soutenir.

Lavez-la avec de l'eau tiède, de l'eau de
mauve, deux fois au moins chaque jour.
Renouvelez les chauffoirs, c'est-à-dire les
linges pliés en plusieurs doubles et chauffés
sur lesquels elle repose. C'était l'usage autrefois de ne pas changer, avant le septième
jour, le linge d'une femme en couches ;
aussi répandait-il une odeur infecte. Les
taches de sang étant plus apparentes sur
le linge blanc, on s'était imaginé qu'il
augmentait les pertes.

Que la femme ait une nourriture très-légère, surtout si elle n'a pas appétit, *si elle ne doit pas nourrir*. Quelques bouillons, des potages, des fruits cuits, devront lui suffire pendant les premiers jours. L'abondance des alimens, au lieu de donner des forces à l'accouchée, augmente la fièvre de lait qui survient trente à quarante jours après l'enfantement.

Que l'accouchée se tienne en garde contre les fautes, les accidens dont le repas de baptême est l'occasion. Les imprudences, les accidens, sont principalement à redouter lorsque la cérémonie du baptême a lieu dans les dix premiers jours des couches. A la campagne, que la femme se mette à table ou reste au lit, elle trinque avec le parrain, avec la marraine, elle prend une gorgée de vin, une gorgée de liqueur, un peu de ragoût, un peu de rôti; bref, elle prend de la fièvre, des indigestions, etc.

Que la femme nouvellement accouchée se tienne aussi en garde contre le danger qu'il y a, pendant tout le temps que durent ses pertes, à se lever trop tôt, à faire son ménage, à toucher l'eau froide.

La première sortie d'une femme chrétienne a lieu d'ordinaire pour aller re-
mercier Dieu de son heureuse délivrance,
pour se soumettre à la cérémonie des
relevailles. Que l'accouchée, avant de se
transporter au pied des autels, attende le
retour de ses forces. Elle devra choisir un
jour où l'air ne sera ni froid, ni humide,
avoir soin de se bien vêtir, et ne pas se tenir
trop long-temps agenouillée.

CHAPITRE IV.

DE L'AGE CRITIQUE.

————

Les femmes perdent la faculté d'avoir
des enfans vers l'âge de quarante-cinq à
cinquante ans. Ce temps a reçu le nom
d'âge critique, parce que la suppression
de l'évacuation sanguine de chaque mois
exerce une influence fâcheuse sur la santé
des femmes.

Le sang se porte souvent sur la partie
du corps la plus faible, sur celle qui a été
malade. Ainsi, les femmes qui sont sujettes
à des rhumes, à des maux de tête, en
souffrent davantage à cette époque, si elles
n'usent de précautions. Les femmes qui ont
des glandes au sein les voient augmenter.

Que les femmes qui ont dépassé l'âge de
quarante-cinq ans s'astreignent à un régime

plus doux; qu'elles s'abstiennent de café noir, d'eau-de-vie, qu'elles boivent moins de vin. Qu'elles se gardent des tisannes excitantes de mélisse, camomille, armoise.

Qu'elles aient une vie régulière; qu'elles évitent les veilles, les plaisirs. Tout espoir de postérité leur est ravi, que leurs pensées soient en rapport avec leur âge. Rien de plus ridicule qu'une femme âgée ayant conservé les penchans et les prétentions d'une jeune femme.

TABLE DES MATIÈRES.

—

—

9

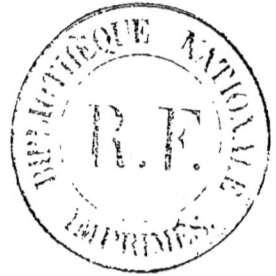

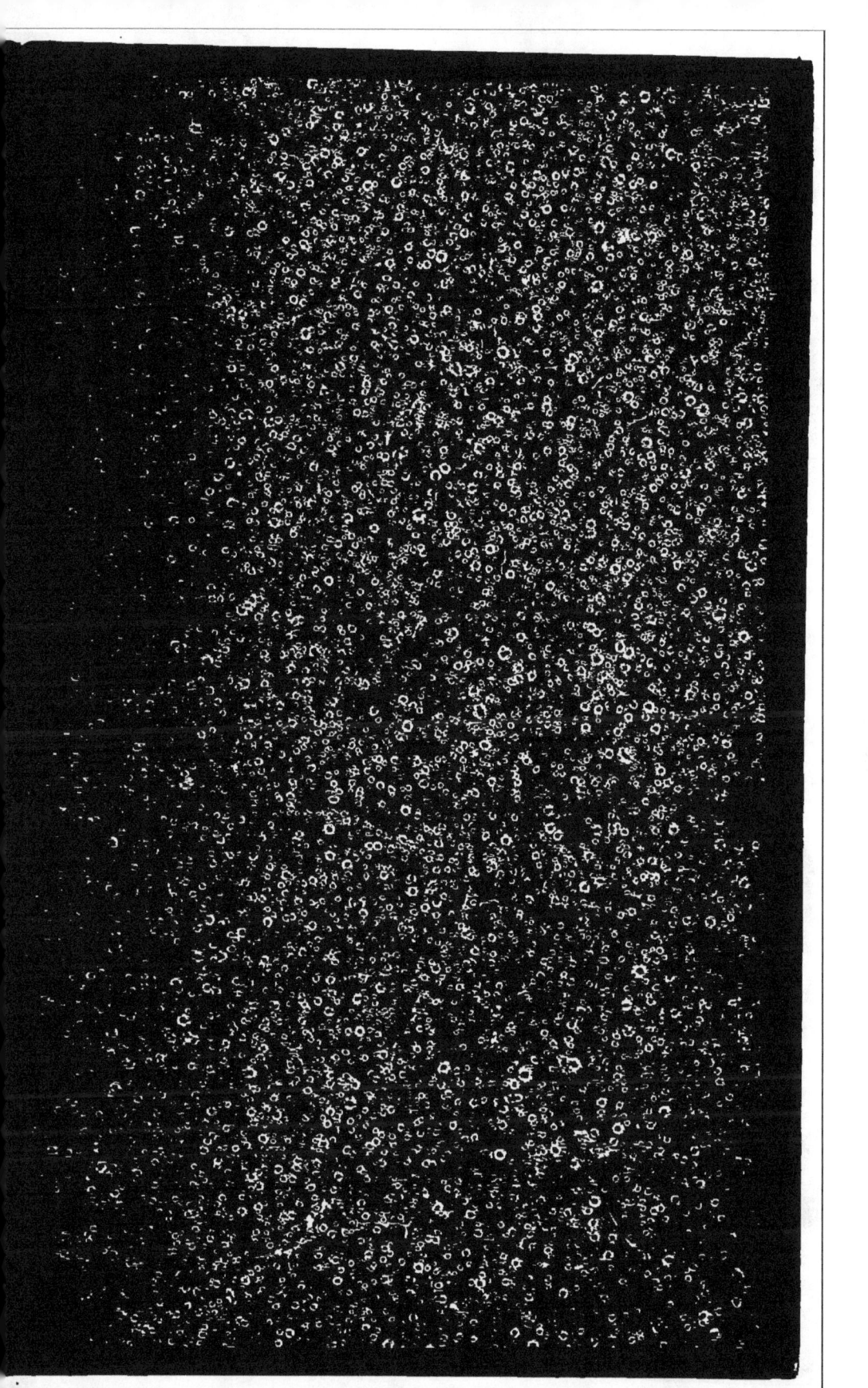

www.ingramcontent.com/pod-product-compliance
Lightning Source LLC
Chambersburg PA
CBHW070527200326
41519CB00013B/2966